Roger Rakowsky

Alarmsignal Atemnot

Betroffene berichten über
LUNGENHOCHDRUCK

1. Auflage

Für Sabine
im Gedenken an eine wundervolle
positive Persönlichkeit, die allen mit ihrer Herzlichkeit
Mut machte und nach dem Geschenk der neuen Lunge
leider viel zu früh abberufen wurde

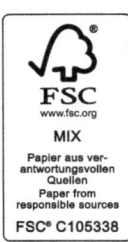

*Die Deutsche Nationalbibliothek verzeichnet diese
Publikation in der Deutschen Nationalbibliografie;
detaillierte bibliografische Daten sind im Internet über
http://dnb.dnb.de abrufbar.*

Herstellung und Verlag:
BoD – Books on Demand, Norderstedt
ISBN: 978-3757878658

Inhaltsverzeichnis

Vorwort

Dieses Werk richtet sich an alle Menschen, jedoch insbesondere an von Lungenhochdruck Betroffene, die bereits oder auch noch nicht diagnostiziert wurden, an deren Angehörige und an Ärzte. Jeden kann eine so selten und oft spät erkannte Krankheit treffen in jedem Lebensalter ohne Vorerkrankungen. 14 Betroffene erzählen hier ihre ganz persönliche (Über-)Lebensgeschichte mit dieser seltenen Erkrankung, die meist lange oder auch für immer unentdeckt bleibt. Meinen Mitautor:innen gebührt mein großer Dank und mein großer Respekt, dass sie sich mit ihrer Geschichte so öffnen. Ohne das Engagement dieser lieben, starken und tapferen Menschen wäre dieses Buch nicht zustande gekommen und es ist nicht mein Buch sondern das aller meiner Mitautor:innen.

Unbehandelt kann Lungenhochdruck in relativ kurzer Zeit zum Tode durch (Rechts-)Herzversagen führen. Die meisten Menschen denken bei Atemnot nicht daran, weil sie diese Krankheit nicht kennen und sehr viele Ärzte haben davon auch noch nie etwas gehört. Hunderttausende Menschen weltweit sind daran schon gestorben in den letzten Dekaden und haben von ihrer Lungenkrankheit nicht gewußt, sind allenfalls am Herzen behandelt worden, obwohl die Lunge Ursache ihrer Beschwerden war. Hunderttausende werden dieses Schicksal wohl noch erleiden müssen, da diese Krankheit auch deswegen selten erscheint, weil sie schwer zu diagnostizieren ist und man nicht daran denkt, den Druck in der Lunge zu messen. Aufklärung tut daher bitter Not, um Lungenhochdruck in allen seinen Formen frühzeitig diagnostizieren und behandeln zu können. Daher sollte jeder die Symptome, die Diagnostikverfahren und die Behandlungsmöglichkeiten kennen, die mittlerweile in vielen Fällen zunehmend zu einem relativ langen Überleben führen, wenn die Krankheit eben früh erkannt und konsequent durch Spezialisten behandelt wird.

Die Krankheit Lungenhochdruck wird in der Medizin als pulmonale Hypertonie (PH) bzw. pulmonal-arterielle Hypertonie (PAH) bezeichnet und diese Bezeichnungen werden auch ab nun verwendet.

Eine sehr seltene Form der PH/PAH ist die idiopathische (= ohne eine fassbare Ursache entstandene) pulmonal-arterielle Hypertonie, kurz IPAH. Sie lässt sich nach momentanem Stand der Medizin noch nicht auf eine Erkrankung zurückführen, allenfalls bei der heritablen (= vererbbaren) pulmonal-arteriellen Hypertonie (HPAH), bei der eine genetische Analyse vorgenommen wurde und von der oftmals auch Familienmitglieder betroffen sind oder waren, lassen sich auslösende Faktoren mit einiger Wahrscheinlichkeit auf Vererbung zurückführen. Den genauen Ursachen ist man noch auf der Spur.

IPAH und HPAH sind also noch nicht heilbar, jedoch mittlerweile meist so behandelbar, dass das Fortschreiten mit der tödlichen Konsequenz Rechtsherzversagen verlangsamt oder sogar aufgehalten werden kann. Es gibt erste Ansätze, die auch hier auf die Möglichkeit einer Heilung im Sinne von dauerhafter Rückbildung der Gefäßveränderungen des Lungengewebes in bestimmten Fällen hindeuten. Doch hierzu sind noch Forschungsarbeiten in erheblichem Umfang erforderlich, für die leider kaum öffentliche Gelder zur Verfügung stehen. Dabei lohnt sich die Forschung, wie man bei der häufigsten der seltenen Erkrankungen - auch „rare diseases" genannt - sieht, der Mukoviszidose. Diese Lungenkrankheit ist dank jahrzehntelanger intensiver Forschung mittlerweile so gut behandelbar, dass die Überlebenszeit ohne oder vor eventueller Lungentransplantation in vielen Fällen extrem steigt und ebenso die Lebensqualität.

Die Forschungen zur PH finanzieren sich weltweit momentan nur durch eine Handvoll größere Pharmaunternehmen, die durch weltweiten Vertrieb trotz der relativ wenigen Betroffenen noch Profitchancen aus ihrem Engagement sehen. Auch Spendengelder fließen in die Forschung ein. So gibt es in Deutschland u. a. die René-Baumgart-Stiftung, die Forschungspreise für herausragende Fortschritte im Kampf gegen die PH vergibt. Es gibt eine europäische Organisation und Vereine in der Schweiz und in Österreich. Der Reinerlös aus dem Verkauf dieses Buches geht in voller Höhe an solche Organisationen, die sich für die Belange der von der Krankheit Betroffenen einsetzen. Die zunächst von den Verkaufserlösen bedachte René-Baumgart-Stiftung wurde am 31. März 2001 durch den gemeinnützigen Verein PULMONALE HYPERTONIE E.V. gegründet. Sie hat den Zweck, die medizinische Forschung im Bereich des Lungenhochdrucks bei Kindern und Erwachsenen zu fördern. René Baumgart war ein junger Mann, der mit 19 Jahren mit IPAH diagnostiziert wurde und mit 23 Jahren an dieser tückischen Krankheit verstarb.

Damals – vor 25 Jahren - gab es noch keine wirksame Behandlung und ohne Lungentransplantation hatte man kaum eine Chance. Renés Onkel, Bruno Kopp, einer der Gründer des PULMONALE HYPERTONIE E.V., verstarb im Februar 2012 selbst an dieser Krankheit. Sein Gedanke war mit der René Baumgart-Stiftung dem frühzeitigen Tod von René eine Bedeutung zu geben. Hier findet man alle Infos über die Stiftung, die jede:r Leser:in mit dem Kaufpreis nach Erscheinen des Buches neben anderen Organisationen unterstützt:

www.rene-baumgart-stiftung.de

In diesem Buch geht es ausschließlich um zwei seltene Formen der bereits an sich seltenen PAH. Es geht um die IPAH ohne bekannten Auslöser sowie die CTEPH mit einer Lungenthrombose als auslösendes Ereignis. Die pulmonalen Hypertonien, die auf Grunderkrankungen zurückzuführen sind, werden hier nicht betrachtet, da hierbei die Behandlung der diversen Grunderkrankungen des Herz-Kreislaufsystems im Vordergrund steht. Gerade weil die Erkrankung IPAH so selten ist, wird sie leider oft erst nach vielen Jahren der Atemnot und anderer Beschwerden diagnostiziert. In den meisten Fällen wird sie erst zu einem Zeitpunkt erkannt, bei dem die Krankheitsfolgen so fortgeschritten sind, dass das Herz bereits vergrößert und geschwächt ist. Ein solches Herz kann sich dann kaum mehr von der Belastung erholen und die Rechtsherzschwäche kann auch nicht mit den gleichen Medikamenten behandelt werden, die bei der Linksherzschwäche zur Anwendung kommen.

Auch wenn im Sinne der bis 2019 geltenden leitlinienbasierten Definition der Erkrankung nur eine geringe Anzahl von geschätzt ca. 4000 bis 5000 Einwohner in Deutschland mit IPAH diagnostiziert waren, kann man davon ausgehen, dass in Deutschland noch zigtausend Menschen weiterhin unentdeckt mit der Krankheit leben und daran versterben. Diese Menschen können ohne Behandlung innerhalb weniger Jahre an plötzlichem Herzversagen versterben.

Lungenhochdruck / pulmonale Hypertonie ist nicht nur den meisten Menschen gänzlich unbekannt, sondern leider immer noch auch den meisten Ärzten, die während ihrer Ausbildung davon nur am Rande - wenn überhaupt - etwas gehört haben. Ganz sicher existiert eine hohe Dunkelziffer an verstorbenen Patienten, bei denen der Lungenhochdruck unerkannt blieb. Denn ohne Behandlung schreitet die PAH unweigerlich weiter fort und das Herz versagt statistisch betrachtet nach drei bis sechs Jahren.

Als bei mir Anfang 2019 IPAH diagnostiziert wurde, habe ich nach dem ersten Schock sofort beschlossen mit einem Buch dazu beizutragen, dass diese seltene Erkrankung, die jeden in jedem Alter treffen kann, früher diagnostiziert wird und den Betroffenen die Angst davor genommen wird. Dazu ist es erforderlich die Bevölkerung insgesamt aufzuklären und nicht nur die Ärzte. Es gibt Zentren, die auf die Diagnose und Behandlung der PH spezialisiert sind. Eine Liste der deutschen Zentren findet sich auf der Homepage des Vereins PULMONALE HYPERTONIE E.V. unter phev.de. Betroffene und Interessierte aus Deutschland können dort seriöse Informationen, Anlaufstellen und Adressen örtlicher Gruppen erhalten.

Im Internetforum forum.phev.de können sich Betroffene austauschen.

Für Österreich ist die Anlaufstelle
www.lungenhochdruck.at
und für die Schweiz
www.lungenhochdruck.ch.

Meine Mitautor:innen und ich erteilen in diesem Werk keine Ratschläge, außer dem einen, sich an einen Spezialisten zu wenden, wenn man Symptome verspürt, die hier geschildert werden. Ich bin freier Autor und es findet sich in diesem Werk keine Werbung für irgendein Medikament oder eine Therapie. Markennamen werden nicht genannt, abgesehen von Medikamenten, die nur unter diesem Namen bekannt sind, wie Aspirin z. B., ansonsten lediglich Wirkstoffe, die zur Anwendung kommen können. Über deren Anwendung muss immer ein Arzt entscheiden. Es ist also kein Selbsthilfebuch oder Ratgeber, sondern vielmehr werden höchstpersönliche Erfahrungen ohne irgendeine Bewertung geschildert. Bei den Grundinformation, die ich im nächsten Kapitel gebe, habe ich frei zugängliche Quellen zur Recherche genutzt, die Erkenntnisse daraus extrahiert, jedoch wissentlich kein Fremdmaterial übernommen, welches zitierpflichtig wäre. Ich habe mir ein umfangreiches Wissen über PH in mittlerweile vier Jahren intensiven Selbststudiums angeeignet und gebe es nun in diesem Buch wieder. Umfangreiches Wissen über die eigenen Krankheiten halte ich im eigenen Interesse übrigens für wichtig, auch wenn es bei vielen behandelnden Ärzten nicht so gern gesehen wird, wenn man bei ihnen besser informiert erscheint als sie selbst es oft sind.

Mein fachlicher Beitrag im nächsten Kapitel entstand nach monatelanger Recherche in allgemein zugänglichen, veröffentlichten, Publikationen und Studien sowie Gesprächen mit Experten. Vieles davon findet sich in den Leitlinien zur PH und ich habe die darin enthaltenen Informationen im nächsten Kapitel lediglich in allgemeinverständlicher Weise aufbereitet. Es handelt sich hier folglich nicht um eine wissenschaftliche Arbeit, die einen Anspruch auf Detailtreue erhebt, sondern lediglich um eine Übersicht des derzeitigen allgemein gültigen wissenschaftlichen Standes, über den – auch durch Aufnahme in die Leitlinien - allgemeiner wissenschaftlicher Konsens besteht und der sich überall im Netz findet.

Aus den in diesem Werk angeführten Behandlungsmöglichkeiten und Forschungsergebnissen ergibt sich weder ein Anspruch auf Vollständigkeit, noch handelt es sich um Handlungs- oder Therapieempfehlungen. Dies gilt im übrigen für alles was in diesem Werk zu Therapien und Vorgehensweisen geschildert wird. Es handelt sich – wie schon erwähnt - nicht um Empfehlungen oder Ratschläge und es können keinerlei Haftungsansprüche daraus hergeleitet oder geltend gemacht werden. Jegliche Therapie- oder Verhaltensempfehlung kann nur und ausschließlich ein behandelnder Arzt abgeben.

Mein Ziel ist es, dass irgendwann jeder weiß, was Lungenhochdruck bzw. pulmonale Hypertonie ist, welche Symptome sie verursacht und nicht zuletzt wie und wo man sie diagnostizieren und behandeln lassen kann. Das bedeutet natürlich nicht, dass nun jeder, der einmal unter Atemnot oder Erschöpfung leidet, gleich zu einem PH-Zentrum eilen soll. Es bleibt äußerst unwahrscheinlich, dass es die Krankheit PH bzw. die hier behandelten Unterform IPAH oder CTEPH ist, doch es kann eben sein, dass diese Erkrankungen hinter den Symptomen stecken. Sollte sich also erstmal keine Ursache finden, ist das Aufsuchen eines Spezialisten immer eine Option.

Es gibt natürlich eine Reihe seltener Erkrankungen und keiner ist davor geschützt. Daher sollte jeder die Symptome auch dieser Krankheiten kennen. Wie man die Krankheit diagnostiziert und welche modernen Behandlungsmethoden zum Zeitpunkt der Drucklegung dieses Buches für die verschiedenen Formen und Ausprägungen der IPAH sowie der CTEPH zur Verfügung stehen, wird in den nachfolgenden Kapiteln ausführlich erörtert und durch die 14 Erfahrungsberichte auch sehr plastisch gemacht.

Wenn man gerade erst erfahren hat dass man selbst betroffen ist oder wenn man den Verdacht hat, wird man aus den nachfolgenden Berichten der Erkrankten, die damit relativ gut und teils auch schon sehr lange leb(t)en, sicherlich Zuversicht gewinnen können, aber auch realistisch einschätzen können, was auf ihn oder sie zukommt. Jeder, ob Betroffener, Angehöriger oder interessierter Laie, wird eine Fülle an Informationen in kompakter Form gewinnen können. Zu bedenken ist jedoch, dass jeder Fall anders ist.

Wer auf Facebook ist, findet auf meiner Seite „PH Roger Rako" aktuelle Informationen über IPAH und CTEPH, die ich dort verlinke.

Mein behandelnder Professor im Zentrum für pulmonale Hypertonie bestärkte mich ausdrücklich darin das Buch mit meinem populärwissenschaftlichen Beitrag darin zu veröffentlichen und fand Lob für mein Projekt. Ich bedanke mich hier auch ausdrücklich für seine moralische Unterstützung. Darüber, dass ich wieder in der Lage bin das Buch nach der Verzögerung durch die Pandemie und einen schweren Unfall, den ich im Sommer 22 erlitt das Buch abschließen und erstmals bei BOD veröffentlichen zu können, freue ich mich sehr.

Roger Rakowsky im September 2023

Grundwissen zu IPAH und CTEPH

Um die Berichte der Betroffenen richtig einordnen zu können und zu wissen über was diese im Folgenden schreiben, ist ein gewisses Hintergrundwissen erforderlich. Ich bemühe mich dies so wenig wissenschaftlich und so allgemein verständlich wie möglich rüberzubringen. Trotzdem sind einige Fachbegriffe hier notwendig, die ich jeweils erläutere. Mein Hintergrundwissen stammt u.a. aus den Leitlinien, aus Lexika, Studien, Artikeln in Fachzeitschriften, Seminaren und Gesprächen mit Fachleuten.

Der Hochdruck in der Lunge, also im kleinen Blutkreislauf, wurde laut eines Eintrages in Wikipedia erst vor etwa 130 Jahren als Krankheit erkannt. 1891 maß der Internist Ernst von Romberg erstmals einen Anstieg des Blutdrucks im Lungenkreislauf, den pulmonalarteriellen Druck. Er stellte fest, dass dieser meist mit einem Anstieg des Gefäßwiderstandes in den Lungenarterien verbunden ist. Dieser führt neben belastungsabhängiger Luftnot und Schmerzen in der Brust zu Müdigkeit und Kreislaufstörungen bis hin zu Ohnmachten, die medizinisch Synkopen genannt werden. Die körperliche Leistungsfähigkeit wird zunehmend eingeschränkt. Je länger die Erkrankung nicht oder nicht optimal behandelt wird, desto mehr vergrößert sich die rechte Herzkammer, da sie dem hohen Druck immer schwerer standhält. Im Endstadium versagt das Herz, wenn nicht rechtzeitig eine neue Lunge transplantiert werden kann oder wenn - bei vorliegender Grunderkrankung - diese nicht erfolgreich behandelt wird. In den meisten Fällen ist eine Grunderkrankung nämlich Ursache der PH, beispielsweise eine Linksherzschwäche. Diese Form erfordert in der Regel nur dann eine gesonderte Behandlung, wenn eine schwere Rechtsherzbelastung besteht.

Eine Lungenembolie hat manchmal auch pulmonale Hypertonie zur Folge. Man nennt diese Sonderform chronisch thromboembolische pulmonale Hypertonie, kurz CTEPH. In vielen Fällen lässt sich die CTEPH durch eine - wegen der Komplikationsrate relativ riskante - operative pulmonale Endarteriektomie (PEA), bei der die Blutgerinnsel in der Lunge entfernt werden, behandeln. Damit kann man diese Krankheit als bisher einzige Form der PH auch heilen oder zumindest die Prognose deutlich verbessern. In dafür spezialisierten Zentren ist die Operation mittlerweile auch recht sicher und die Sterberate nach einem solchen Eingriff wird von Jahr zu Jahr geringer. Nichtoperable CTEPH-Patienten und Patienten, die sich nicht operieren lassen wollen, werden ebenso medikamentös therapiert.

Die chronisch verlaufende idiopathische pulmonal-arterielle Hypertonie, kurz IPAH, führt zu einer bislang kaum rückgängig zu machenden Verdickung der Gefäßmuskulatur sowie zu einer fortschreitenden Wucherung des Bindegewebes, die zur Verengung der pulmonalen Adern führt. Durch den Umbau der Lungenarterien wird immer weniger Sauerstoff über die Lunge aufgenommen, während sich durch den erhöhten pulmonal-arteriellen Widerstand gleichzeitig die Herzauswurfleistung verringert. Das Herz muss immer stärker pumpen, um die Sauerstoffversorgung der Organe aufrechterhalten zu können. Bei der CTEPH geschieht die Blockade der Lungengefäße aufgrund von Blutgerinnseln, den Thromben, die sich nach einer Lungenembolie nicht mehr auflösen, sondern die Lungenarterien verstopfen. Die aussagekräftigste Messung des pulmonal-arteriellen Blutdrucks geschieht durch eine Rechts-Herzkatheteruntersuchung, am besten in einem Zentrum für pulmonale Hypertonie. Diese zwar invasive aber sehr komplikationsarme Untersuchung ist derzeit der Goldstandard und nur sie sichert die Diagnose.

Ab einem mit Rechtsherzkatheter gemessenen mittleren pulmonal-arteriellen Druck (mPAP) von größer oder gleich 20 mmHg sowie einem pulmonal-vaskulären Widerstand (PVR) von größer als 3 Wood-Einheiten handelt es sich den aktuellen Leitlinien zufolge gesichert um eine pulmonale Hypertonie, die spätestens ab dem Auftreten von Beschwerden behandlungsbedürftig wird. Bei einem gesunden Menschen liegt der Druck zwischen 15 und 19 mmHg. Dieser Druck hat nichts mit dem normalen Blutdruck zu tun, da die Lunge einen eigenen Blutkreislauf mit geringerem Blutdruck aufweist. Vor dem minimalen Eingriff in den Körper durch den Katheter kann man einen Verdacht mittels Herzultraschall, der Echokardiografie, erhärten. Dabei wird oft schon eine Rechtsherzschwäche bzw. eine Schwäche der Trikuspidalklappe und der Mitralklappe im Herz festgestellt, neben dem pulmonal-arteriellen systolischen (= oberen) Druck, der aus dem Echosignal im Ultraschallgerät abgeschätzt wird. Die Veränderungen der Herzklappen sind eine Folge des hohen Drucks in den Lungenarterien, gegen die das Herz pumpen muss. Die Herzklappen sind dabei meist leicht geschwächt und setzen dem Blutfluss weniger Widerstand entgegen, was hier jedoch nicht durch einen speziellen Eingriff gesondert behandelt werden muss. Eine Rechtsherzschwäche kommt nach Jahren der Erkrankung hinzu, wenn nicht rechtzeitig optimal und erfolgreich behandelt wird. Bei einem Herzecho sind natürlich auch Fehlabschätzungen möglich. Manchmal ist der im Rechtsherzkatheter invasiv und genau gemessene Druck geringer als der aus dem Herzecho abgeleitete. In Einzelfällen kann er auch höher sein.

Sollten zu einem per Ultraschall festgestellten systolischen PAP-Wert von über 20 mmHg andere Parameter, wie zu hohe herzspezifische Marker in der Blutuntersuchung, z. B. der NT-proBNP-Wert oder ein auffälliges EKG mit z.b. einem sogenannten „Rechts-Schenkelblock" oder auch unspezifische Lungengeräusche hinzukommen, ist es angezeigt, baldmöglichst ein Zentrum für pulmonale Hypertonie in einer Klinik aufzusuchen. Dort wird vor einer Rechtsherzkatheteruntersuchung erst eine Lungenfunktionstestung einschließlich einer Spiroergometrie, also ein kombinierter Herzbelastungs- und Lungenfunktionstest auf dem Ergometer, vorgenommen. Nur wenn sich dort der Verdacht erhärtet kommt es zum Kathetereingriff. Ansonsten empfehlen die Spezialisten meist, dass die Werte vom Internisten oder Kardiologen in etwa dreimonatigen Abständen durch ein Herzecho (Herzultraschall) kontrolliert werden.

Bei einer Steigerung des oberen systolischen Drucks (sPAP) im Ultraschall, insbesondere wenn der sPAP dort bereits über 50 mmHg liegt, ist das Aufsuchen eines Zentrums für pulmonale Hypertonie in einer Klinik unerlässlich! Denn es gilt bei dieser Krankheit möglichst wenig Zeit zu verlieren mit dem Beginn der Behandlung. Dies setzt eine genaue Feststellung voraus, um welche Art der PH es sich handelt. Wenn eine zur PH führende Grunderkrankung gut behandelt werden kann, kann auch die pulmonale Hypertonie günstig beeinflusst werden. Beispielsweise kann die Linksherzinsuffizienz als Grunderkrankung oft sehr gut behandelt werden. Auch Kleinkinder mit angeborenen Herzfehlern werden möglichst so frühzeitig operiert, dass sich eine pulmonale Hypertonie gar nicht entwickeln kann.

Fachkundig angeleitetes mäßiges körperliches Training ist entgegen früherer Aussagen auch bei Lungenhochdruck von Fachärzten ausdrücklich empfohlen. Nikotinverzicht, weitgehende Alkoholabstinenz sowie eine Reduzierung eines evtl. vorhandenen Übergewichtes auf Normalgewicht sind ebenfalls dringend empfohlen.

Die spezielle medikamentöse Therapie der IPAH ist schwierig und individuell sehr unterschiedlich. Man sollte hierfür auf jeden Fall die Spezialisten bei den Zentren für pulmonale Hypertonie aufsuchen. Während bis zur Jahrtausendwende im Wesentlichen nur die Lungentransplantation als letzte Maßnahme nach Jahren des Fortschreitens zur Verfügung stand, sind inzwischen einige Arzneistoffe für die Therapie zugelassen und es kommen alle paar Jahre neue hinzu. Bei CTEPH ist dies in erster Linie der Wirkstoff Riociguat. Die Prognose wird immer besser zugunsten eines langen Überlebens in stabilem Zustand, sofern man sich an die verordnete Medikation hält und die Kontrolltermine wahrnimmt.

Wenn die Verdachtsdiagnose gesichert ist, wird diese zunächst mittels Rechts-Herzkatheter entweder bestätigt oder auch ausgeschlossen. Hierbei wird auch gleich herausgefunden, ob man zu den etwa zehn Prozent der sogenannten „Vasoresponder" (= Ansprecher auf gefäßerweiternde Kalziumantagonisten) gehört, bei denen der Druck im Lungenkreislauf mit nur einem Medikament (meist Amlodipin oder Lercanidipin in hohen Dosen) bestenfalls auf Normalmaß gesenkt werden kann. Etwas mehr als die Hälfte dieser Vasoresponder behält diese lebensrettende Eigenschaft auch auf Dauer bei und muss nicht später auf andere Medikamente wechseln. Betroffene, die keine Vasoresponder sind, können oft für viele Jahre mit anderen Wirkstoffen stabil gehalten werden, oftmals mit zusätzlicher Zufuhr von Sauerstoff, der sogenannten Langzeitsauerstofftherapie (LTOT).

Eine pulmonale Hypertonie gilt als idiopathisch bzw. primär, wenn die Ursache der Erkrankung (noch) unbekannt ist. In einigen Fällen liegt ein Defekt des Endothels der Lunge vor, also der Zellschicht an der Innenfläche der Blut- und Lymphgefäße. Dieser macht die Lunge anfällig für Gefäßschäden und kann zu einer sogenannten endothelialen Dysfunktion sowie in Folge zu abnormer Proliferation, also unkontrollierter Zellteilung und Zellwachstum, führen.

Neuesten Veröffentlichungen aus Studien zufolge kann in bis zu 20 Prozent der Fälle ein genetischer Defekt ermittelt werden. Hierbei kann es sich um eine Mutation des BMPR-II-Gens oder einiger anderer Gene handeln, die auf eine Erbkrankheit schließen lässt und die Diagnose HPAH wahrscheinlich macht. Es werden ständig weitere Genmutationen entdeckt, denen man eine Rolle bei der Entstehung der Erkrankung zuschreibt. Hier will man künftig Hebel zur Behandlung ansetzen.

Während pulmonale Hypertonie insgesamt, also inklusive der Fälle mit anderer Grunderkrankung, etwa 1 Prozent der globalen Bevölkerung betrifft und bei über 65-Jährigen sogar etwa 10 Prozent, litten an der seltenen Form IPAH in Deutschland laut einer Erhebung aus dem Jahr 2014 zu diesem Zeitpunkt nur 25,9 pro 1 Million Erwachsener, mit einer jährlichen Rate neu Diagnostizierter von 3,9 pro 1 Million Erwachsener. Bei der CTEPH waren es im gleichen Jahr 4 pro 1 Million Erwachsener.

Dies erscheint zunächst extrem wenig, doch die Zahlen fußen noch auf der Definition der IPAH und CTEPH aufgrund des Grenzwertes des Lungendruckes, der bis 2019 noch bei 25 mmHg lag und seitdem bei 20 mmHg. Nun zählen also die vielen tausend Getesteten mit bisherigen Vorstufen oder latenter nicht fixierter PH dazu, die oft noch keine Symptome haben und daher keiner Behandlung bedürfen, sondern bei denen lediglich der Druck immer wieder zu kontrollieren ist. Zudem ist die Dunkelziffer unerkannter Erkrankungen erfahrungsgemäß bis zu zehnmal so hoch und nicht zuletzt kann jeder jederzeit zum Betroffenen werden, da keine speziellen Risikofaktoren, abgesehen von einer genetischen Veranlagung oder in Einzelfällen dem übermässigen Konsum von bestimmten Appetitzüglern, bekannt sind.

Das durchschnittliche Alter bei Diagnosestellung ist über die letzten Jahre kontinuierlich angestiegen und liegt Fachartikeln zufolge nun bei 65 Jahren. Bei manchen Patienten, die unter Luftnot leiden, wird durch verbesserte Diagnostik nun eine pulmonal arterielle Hypertonie diagnostiziert, die vor Jahren allenfalls als Herzinsuffizienz eingeordnet und als solche auch behandelt worden wäre. Dazu kommt, dass viele der älteren Patienten, bei denen eine IPAH diagnostiziert wird, Begleiterkrankungen des Herz-Kreislaufsystems oder der Lunge haben, was eine exakte Diagnosestellung oft schwierig macht.

Die Lebenserwartung von Patienten mit pulmonal-arterieller Hypertonie hat seit Beginn dieses Jahrhunderts durch verbesserte Behandlung kontinuierlich zugenommen. So liegt die statistische Rate der Patienten, die mehr als drei Jahre ab der Diagnosestellung IPAH noch leben, mittlerweile bei 70 bis 80 Prozent, während noch in den 1980er Jahren nur etwa 40 Prozent drei Jahre überlebt haben. Auch die Überlebensraten von Patienten mit CTEPH haben sich mit einer

Rate von 90 Prozent nach drei Jahren deutlich verbessert. Angesichts des meist höheren Lebensalters und der Nebenerkrankungen der Patienten deren Daten hier einfließen sind solche statischen Daten als Mittelwerte allerdings mit Vorsicht zu betrachten. Man kann mit und an PH versterben. Ein/e heute neu diagnostizierte/r 30jährige/r hat dank der Forschung und optimierter Therapie wohl gute Chancen auf eine annähernd normale Lebenserwartung bei optimaler Behandlung und frühzeitiger Diagnose. Ziel bleibt immer eine Verbesserung der Lebensqualität und Steigerung der Belastungsfähigkeit.

Das führende Symptom ist die zunehmende Atemnot bzw. Kurzatmigkeit bei Belastung, die man als Belastungsdyspnoe bezeichnet. Oft kommen Müdigkeit und Abgeschlagenheit hinzu. Da die Symptome so unspezifisch sind, vergehen häufig Jahre zwischen dem Auftreten erster Beschwerden und der Diagnose. Bei Fortschreiten der Erkrankung nehmen die Beschwerden zu, und weitere Symptome können hinzukommen, unter anderem eine Kurzatmigkeit bereits beim Bücken und Ohnmachten (Synkopen) während und nach Belastung. Sollten Synkopen schon bei geringer körperlicher Aktivität und zahlreich auftreten, ist dies ein gravierendes Warnzeichen, bei dem man unverzüglich sein PH-Zentrum aufsuchen sollte. Dieses Symptom zeigt einen potentiell lebensbedrohlichen Zustand an, bei dem das Herz dekompensiert sein kann. Das bedeutet, dass alle Fähigkeiten des Körpers, die durch den Lungenhochdruck entstandene Herzschwäche auszugleichen, erschöpft sind. Die Leistung des Herzens reicht dann bald nicht mehr aus, um genügend Blut aufzunehmen und in den Körper auszuwerfen. Es droht akutes Herzversagen. Bei solchen Fällen, die in WHO-Funktionsklasse IV eingestuft werden, ist oft die kontinuierliche Versorgung mit dem Wirkstoff Remodulin mittels einer Pumpe angezeigt. Diese Pumpe kann auch implantiert und durch die Haut aufgefüllt werden. Es wird daran geforscht, die ständige Zufuhr dieses stark gefäßerweiternden Wirkstoffes oder ähnlicher Substanzen künftig statt über eine Pumpe über einen Inhalator durch die Nase sicherzustellen oder sogar mittels einer Tablette.

Die IPAH ist im Gegensatz zur CTEPH (sofern operabel) bis dato keine heilbare Erkrankung. So ist es das Ziel jeder ärztlichen Therapie zumindest die Krankheit zu kontrollieren, also die Patienten sind auf einem guten klinischen Niveau zu stabilisieren. Dabei hilft die Einteilung in Schweregrade, die an der NYHA-Klassifikation bei Herzschwäche angelehnt sind und in vier sogenannten WHO-Funktionsklassen aufgeteilt werden. Hierbei ist die WHO-Funktionsklasse I oder II u. a. dadurch gekennzeichnet, dass noch keine oder nur geringe Symptome auftreten und ein rasches Fortschreiten der Krankheit im Kontrollzeitraum nicht auftritt. Unter einer anfänglichen Kombinationstherapie mit zwei bis drei verschiedenen Medikamenten ließ sich dieses Therapieziel in einer Studie bei bis zu 40 Prozent der Patienten erreichen.

Die Wahl der Medikamente hängt unter anderem vom Schweregrad der Erkrankung unter Berücksichtigung der WHO-Funktionsklasse ab. Die aktuelle Leitlinie empfiehlt hierbei eine Einstufung des Sterblichkeitsrisikos in Ampelform als niedriges (grün), mittleres (gelb) und hohes (rot) Risiko, basierend auf der erwarteten Einjahres-Sterblichkeit. Patienten mit neu diagnostizierter IPAH und niedrigem beziehungsweise mittlerem Risiko in den WHO-Funktionsklassen I und II erhalten derzeit zunächst eine zweifache Kombinationstherapie mit einem Endothelin-Rezeptor-Antagonisten (ERA), wie Ambrisentan, der den pulmonalen und den systemischen Gefäßwiderstand verringert. Dazu kommt ein Phosphodiesterase-5(PDE5)-Inhibitor in Form von Sildenafil oder Tadalafil („Viagra") beziehungsweise dem löslichen Guanylatcyclase (sGC)-Stimulator Riociguat, der sich als Enzym an Stickstoffmonoxid bindet und damit auch die Blutgefäße der Lunge erweitert. Für Hochrisikopatienten in den WHO-Funktionsklassen III und IV wird eine initiale dreifache Kombinationstherapie, bestehend aus ERA, PDE5-Inhibitor beziehungsweise sGC-Stimulator und einem intravenös verabreichten Prostazyklin-Analogon empfohlen, wie Treprostinil oder Iloprost, die gefäßerweiternd wirken sowie Selexipag, das zusätzlich die Vermehrung des Gewebes hemmt. Auch Remodulin kommt über eine Pumpe zum Einsatz. Bei den wenigen Vasorespondern, die auf Kalziumkanalblocker ansprechen, reicht die Gabe eines solchen in hohen Dosen i.d.R. aus.

Verlaufskontrollen nach Therapieeinleitung sind anfangs nach vier bis zwölf Wochen angezeigt und im weiteren Verlauf meist in drei- bis sechsmonatigen Intervallen. Ein invasiver Rechtsherzaktether ist hierbei nicht jedesmal erforderlich. Das weitere therapeutische Vorgehen hängt vom individuellen Therapieansprechen ab. Wenn Patienten das Erreichen oder Verbleiben in dem grünen Ampelbereich mit niedrigem Risiko als Therapieziel nicht erreichen, wird die Medikation entweder erweitert oder eines der Medikamente ausgewechselt.

Bei weiterhin unzureichendem Therapieansprechen, welches immer noch vorkommen kann, sollte frühzeitig an die Voruntersuchungen zur später eventuell erforderlichen Lungentransplantation sowie die Aufnahme in die Transplantationsliste (TX-Listung) gedacht werden. Dies empfiehlt sich auch, weil das Herz der betroffenen Patienten rasch und unvorhergesehen dekompensieren kann, also nicht mehr genügend Blut aufnehmen und in den Körper auswerfen kann. Dies gilt gerade, wenn diese bereits im roten Ampelbereich der WHO-Funktionsklasse IV sind. Wenn eine Transplantation ansteht und die Ergebnisse der Voruntersuchungen bereits vorliegen, spart man Zeit, die man sonst u. U. nicht mehr hat. Wenn man auf der Liste steht, muss man sich nicht transplantieren lassen und kann sich jederzeit wieder streichen lassen, wird dann allerdings möglicherweise nicht mehr neu vorgemerkt. Auch wenn die Mehrzahl der Patienten mit pulmonal arterieller Hypertonie heutzutage keine Transplantation mehr benötigt, bleibt dieses Verfahren unverzichtbar für die wenigen Patienten, deren Zustand sich trotz optimaler intensiver Therapie verschlechtert. Eine kombinierte Herz-Lungen-Transplantation ist hierbei nur in sehr seltenen Ausnahmefällen erforderlich, da sich die Funktion des rechten Herzens nach einer erfolgreichen Lungentransplantation praktisch immer rasch und vollständig normalisiert. In erfahrenen Transplantationszentren, wie der MHH Hannover, liegt die Einjahresüberlebensrate mittlerweile über 90 Prozent und die Fünfjahresüberlebensrate bei über 65 Prozent. Abstoßungsreaktionen können jedoch immer vorkommen. Diese bedingen einen Krankenhausaufenthalt, bei dem sie meist in den Griff zu bekommen sind.

Bei der Sonderform CTEPH, die einer Lungenthrombose folgen kann, ist die operative Entfernung der Gefäßthromben in der Lunge, die sogenannte pulmonale Endarteriektomie (PEA), eine Option. Die Entscheidung bezüglich der Operabilität kann sinnvollerweise nur an Zentren getroffen werden, die sich auf für chronisch thromboembolische pulmonale Hypertonie spezialisiert haben. Hohes Alter und relevante Begleiterkrankungen sind per se keine Kontraindikationen für diese Operation. Etwa 50 bis 70 Prozent aller Patienten mit CTEPH sind heute operabel. Für nichtoperable Patienten oder solche, die eine OP ablehnen sowie für Patienten mit weiter bestehender pulmonaler Hypertonie nach pulmonaler Endarteriektomie, steht der Wirkstoff Riociguat als zugelassene medikamentöse Therapie zur Verfügung. Sollte die OP ausscheiden, steht auch noch die pulmonale Ballonangioplastie als relativ neue interventionelle Behandlungsoption zur Verfügung, ein Verfahren mit dem durch Thromben verstopfte Lungengefäße mittels Ballon wieder rekanalisiert, also freigemacht, werden können.

Zu den nicht-medikamentösen Allgemeinmaßnahmen bei IPAH gehört im Wesentlichen die Vermeidung von körperlicher Überlastung, evtl. auch durch die Inanspruchnahme eines betreuten körperlichen Trainings. Operationen sollten möglichst nicht unter Vollnarkose, sondern unter Kurzzeitnarkose oder Epiduralanästhesie vorgenommen werden. Bei Frauen ist eine Schwangerschaft nur in Einzelfällen, die sich mit Behandlung im grünen Bereich bewegen, unter intensiver ärztlicher Betreuung möglich, da die PAH eine erhebliche Gefahr für die erkrankte Mutter und ihr ungeborenes Kind mit sich bringt.

Insbesondere Diabetes und COPD weisen in Verbindung mit der PAH eine über 20 Prozent höhere Sterblichkeitsrate auf. Daher sind diese Begleiterkrankungen möglichst optimal einzustellen. Warum mehr Frauen von der Krankheit betroffen sind und Männer als statistische Gruppe eine schlechtere Sterblichkeitsprognose aufweisen, ist noch ungeklärt. Statistisch betrachtet leben derzeit 87 Prozent der PAH-Patienten, die nicht unter der Begleiterkrankung „systemische Sklerose" leiden (hier 51 Prozent) nach fünf Jahren noch. Die mittlere Zeitspanne zwischen dem Beginn der Symptome und der diagnostischen Herzkatheteruntersuchung beträgt leider immer noch fast drei Jahre, da die Erkrankung selbst bei Fachärzten noch weitgehend unbekannt ist. Des Öfteren findet sich bei einer PAH auch die autoimmune Schilddrüsenerkrankung Hashimoto-Thyreoditis, bei deren optimaler Behandlung es zu einer Besserung einer zusätzlich vorliegenden PAH kommen kann. Daher sind auch die Schilddrüsenwerte bei Diagnosestellung wichtig.

Mitte der 1960er Jahre überlebten nur 34 Prozent der Erwachsenen und 33 Prozent der Kinder mit IPAH 5 Jahre. Damals stand allenfalls eine Antikoagulation, also „Blutverdünnung" mit Phenprocoumon (Marcumar), als Behandlungsversuch zur Verfügung. Nach der Zulassung von Epoprostenol 1995 verbesserte sich die Überlebensrate von Kindern und Erwachsenen mit PAH schon signifikant auf bis zu 55 Prozent nach fünf Jahren und bei Kindern auf 81 Prozent. Doch dieser Wirkstoff wurde längst nicht überall verabreicht. Kinder, die als Vasoresponder auf das damals schon verfügbare Amlodipin ansprachen, kamen nach fünf Jahren auf 97 Prozent und nach 10 Jahren auf 78 Prozent im Betrachtungszeitraum 1982 bis 1995. Heute sind die Überlebensraten mit den neuen Medikamenten noch wesentlich höher. Gemessen an der (bis 2019 geltenden) Grenze des pulmonalarteriellen Blutdrucks (PAP) von 25 mmHg rechnete man mit mindestens 200 diagnostizierten Neuerkrankungen an IPAH in Deutschland pro Jahr. Die Zahlen mit dem niedrigeren Grenzwert der neuen Leitlinien liegen noch nicht vor. Bei besserer Aufklärung sowohl der Bevölkerung als auch insbesondere der Ärzte können sich diese Zahlen aufgrund mehr diagnostizierter Fälle, die aus der Dunkelziffer ausscheiden, durchaus verzehnfachen. Damit sinkt die Zahl der unerkannten Fälle und der Sterbefälle dementsprechend.

Was passiert bei der PAH in unserem Körper? Bei gesunden jungen Menschen steigt der Mitteldruck in den Pulmonalarterien selbst bei schwerer körperlicher Arbeit selten über 30 mmHg. Das liegt daran, dass die Arterien einen sehr niedrigen Durchströmungswiderstand aufweisen. Der Gefäßwiderstand in der Lunge ist in aufrechter Körperhaltung und Ruhe deutlich größer als im Liegen oder beim Arbeiten in aufrechter Haltung. Demzufolge tritt bei Ruhe in aufrechter Körperhaltung eine Verengung der Blutgefäße ein, die durch die glatte Gefäßmuskulatur der Lunge verursacht wird. Bei Drucksteigerung durch körperliche Belastung dehnen sich die Lungengefäße kaum aus, sondern sie verengen sich bei einem lokalem Sauerstoffmangel sogar aktiv innerhalb von sieben Sekunden. Das nennt man „hypotoxische Vasokonstriktion" (HPV). Die HPV ist vollständig reversibel, bildet sich also zurück. Wenn nun dieser Sauerstoffmangel über Wochen oder Monate bestehen bleibt, verdicken und verhärten sich die Pulmonalgefäße, das nennt man dann vasokonstriktives Remodeling. Wenn die Drucksteigerung chronisch wird, kommt es zu einem vasokonstriktiven Remodeling der präkapillaren Gefäße. Dieser Vorgang ist nun nicht mehr ohne Weiteres reversibel. Es setzt eine Kaskade an Signalen ein, bei der viele Gene rauf- und runterreguliert werden. Diese hochkomplexen Vorgänge sind Gegenstand der Forschung und erst zu einem kleinen Teil aufgeklärt. Sauerstoffradikale sind an der Regulation beteiligt und die Kalziumkanäle spielen eine entscheidende Rolle, weshalb vermutlich auch Kalziumantagonisten in bestimmten Fällen (Vasoresponder) wirksam sind.

Solange das Remodeling der Widerstandsgefäße noch nicht zu weit fortgeschritten ist, gelingt es u.a. mit Prostazyklin-Analoga, wie Trepostinil, den pulmonalvaskulären Widerstand zu senken. Welche Faktoren im Einzelnen für das Remodeling verantwortlich sind, ist noch Gegenstand der Forschung.

Dass eine Heilung so schwierig ist, liegt im wesentlichen daran, dass sich die IPAH, wenn sie einmal durch primäre Vasokonstriktion, Proliferation, Thromboembolie oder eine Kombination daraus entstanden ist, selbst unterhält, also wie in einem Teufelskreis automatisch weitergeht und zu einem Fortschreiten der Erkrankung führt. Eine erfolgreiche Therapie zielt daher darauf ab, diesen Teufelskreis zu durchbrechen. Leider werden immer noch ca. 80 Prozent der Patienten erst im Stadium der WHO-Funktionsklasse III bis IV, also mit schwerer PAH, diagnostiziert. Hierbei liegt die zentral-venöse Sauerstoffsättigung oft schon unter 60 Prozent. In solchen Fällen bestand schon seit Jahren eine unentdeckte PAH. Doch da diese entweder falsch gedeutet wurde oder aber nur geringe Symptome verursachte, wurde auch kein entsprechender Test vorgenommen. Die Dekompensation, also eine nicht kontrollierte Herzschwäche, folgt unweigerlich, wenn der mit Rechtsherzkatheter gemessene PAP über einen längeren Zeitraum über 50 mmHg oder bei guter allgemeiner Konstitution über 70 mmHg liegt. Manche Patienten können sich der Ausdehnung und Wandverdickung der rechten Herzkammer ganz gut anpassen und sind auch mit einem hohen pulmonal-arteriellen Druck über Jahre hinweg nur wenig eingeschränkt, während bei anderen bereits bei mäßigen Erhöhungen des Widerstands rasch die Funktion des rechten Herzens entgleist.

Eine mögliche Heilung würde darin bestehen, die Remodulierungsprozesse umzukehren, also eine reverse Remodulierung, die tierexperimentell bereits seit vielen Jahren beobachtet wurden. Allerdings entsprechen diese Prozesse nicht vollständig denen bei IPAH-Patienten, so dass die Erfolge im Tiermodell bislang nicht übertragbar waren. Doch eine Umkehr der Remodulierungsprozesse ist prinzipiell auch beim Menschen möglich und die gerade laufenden Studien mit sogenannten Tyrosinkinase-Inhibitoren, die bislang als Chemotherapeutika nur in der Krebstherapie angewendet wurden, sowie das vielversprechende Fusionsprotein Sotatacerpt, lassen hoffen, dass sie in ein paar Jahren die Behandlung der PAH durch ein Rückgängigmachen der Gefäßveränderungen revolutionieren könnten. Studien zeigten bei Sotatacerpt innerhalb eines halben Jahres eine Verdreifachung der 6-Minuten-Gehstrecke, eine Halbierung des Herzmarkers NT-pro BNP und eine Verbesserung der WHO-Funktionsklasse von IV auf III. Doch der Hoffnung sind auch Grenzen gesetzt. Abgestorbenes Gewebe und Gefäßballen zeigen bislang ein eher irreversibles Stadium an. Ob dies tatsächlich so ist oder eine Umkehr des Remodeling hier auch eine Änderung bringt, bleibt offen.

Bei Vasorespondern, die auf Kalziumantagonisten reagieren, liegt überwiegend eine Vasokonstriktion vor und nur untergeordnet ein proliferatives Remodeling. Diese profitieren kaum von den neuen Medikamenten, da bei ihnen eine Sonderform der PAH vorliegt. Bei diesen Patienten kann man meist eine besonders gute Anpassung der rechten Herzkammer mit einem guten Herzzeitvolumen feststellen. Bei der kalziumgesteuerten IPAH liegt den Meinungen einiger Studienleitern zufolge vermutlich ein Mangel an Faktoren oder eine Unterdrückung von Faktoren vor, die eine Steigerung der Membranspannung der Endothelzellen über den Ruhewert bewirken. Die durch Stickstoffmonoxid bewirkte Spannung der Membran über den Ruhewert hinaus blockiert dann ohne die als PH manifestierte Störung die Kalziumkanäle möglicherweise ebenso, wie es nun der Kalziumantagonist tut. Nun könnte man auf die Idee kommen das fehlende Stickstoffmonoxid direkt vor Ort zu bringen, um die natürliche physiologische Membranblockade wieder herzustellen und sie nicht durch andere Wirkstoffe indirekt anzustoßen. Tatsächlich kam ein Pharmaunternehmen auch auf diese Idee. Das Unternehmen führte nach vielversprechenden Ergebnissen im Tiermodell 2021 in Australien eine Studie mit flüssigem Stickstoffmonoxid durch, das eines Tages in modifizierter Form verabreicht werden könnte.

Bei PAH-Patienten finden sich erhöhte Endothelin-Spiegel. Dieses steht im Verdacht durch einen erhöhten pulmonal-arteriellen Druck hochreguliert zu werden und dadurch die Remodulierung und die Vasokonstriktion der Gefäße weiter zu aktivieren.

Es gibt Anhaltspunkte, dass sowohl die Vasokonstriktion als auch die Remodulierung durch eine chronische Entzündung aktiviert werden. Der Mangel an dem entzündungshemmenden Mediators Prostazyklin bei PAH unterstützt die Hypothese, dass inflammatorische, also entzündliche, Vorgänge eine wichtige Rolle spielen. Hier sind vermutlich auch die Mastzellen beteiligt, da die Blockade des allergieauslösenden Histamin-1 Rezeptors in der experimentellen Untersuchung der PAH eine Besserung erreichen kann. Die Mastzellen sind Zellen der körpereigenen Krankheits-Abwehr, die Botenstoffe, unter anderem Histamin und Heparin, gespeichert haben. Sie spielen beispielsweise eine Rolle bei allergischen Haut-Reaktionen, wie Quaddeln bei Utikaria, der Nesselsucht. Dies ist auch ein entzündlicher Prozess, bei dem Mastzellen sozusagen „Amok laufen".

Die Versteifung und Verdickung der Gefäßwände, die bei der PAH einem erhöhten Druck ausgesetzt sind, hat durchaus einen physiologischen Sinn. Dadurch werden die Gefäße geschützt vor einer Aufdehnung und einem Riss. Ansonsten würde es ständig zu Blutungen durch gerissene Gefäße kommen. Andererseits erhöht sich durch diese Verdickung der pulmonale Widerstand noch mehr und fixiert somit die IPAH.

Der Einfluss der Psyche auf den Schweregrad der IPAH ist nicht zu unterschätzen. So gibt es Patienten mit völlig normalem Herzzeitvolumen und nur gering erhöhten pulmonalen Druckwerten, die schon bei geringer Belastung unter Atemnot klagen, während andere mit stark eingeschränkter rechtsventrikulärer Funktion noch den kompletten Haushalt versorgen. Daher ist in manchen Fällen auch eine psychotherapeutische Betreuung sinnvoll.

Es ist sicher sinnvoll bereits zugelassene Medikamente zur Behandlung anderer Erkrankungen zu untersuchen, um sie als PAH-Therapie umzuverwenden bzw. umzuwidmen. Dies geschah bei Sildenafil, das auch als Viagra bei Erektionsstörungen verschrieben wird. Es geschieht auch bei Imatinib, einem nach ernsten Nebenwirkungen – u. a. durch eine Wechselwirkung mit Marcumar – in einer PH-Studie (noch) nicht für die Behandlung von PAH zugelassenem Wirkstoff, den man aus der Krebstherapie kennt und der nun in modifizierter Form wieder erprobt wird. Weitere Kandidaten sind das Krebsmedikament Dichloracetat sowie die Diabetesmedikamente Metformin, Rosiglitazon und Pioglitazon. Zu den potenziellen Vorteilen dieses Ansatzes gehören eine beschleunigte Entwicklung und reduzierte Kosten. Man sollte bei der Umnutzung von PAH-Medikamenten ein höheres Maß an Sicherheit haben, da diese Medikamente bereits unter mehreren Bedingungen eingesetzt werden. Man weiß bereits was die Nebenwirkungen sind und welche potenziellen Wechselwirkungen zwischen Arzneimitteln auftreten können. Daher hätten klinische Studien, die diese Medikamente untersuchen würden, theoretisch ein geringeres Risiko für Nebenwirkungen. Darüber hinaus ist die Umnutzung von Medikamenten auch eine potenziell kostengünstige Möglichkeit, diese seltene Krankheit zu behandeln, da einige dieser Medikamente - wie Metformin - sehr kostengünstig sind. Wenn Medikamente billig sind, gibt es allerdings kaum Unterstützung von Pharmaunternehmen für klinische Studien, und deshalb muss man andere Wege finden, die teuren Studien zu finanzieren.

Darüber hinaus ist es wichtig die enormen Fortschritte zu erkennen, die in unserem Verständnis der veränderten genetischen, epigenetischen, molekularen und metabolischen Wege, die zur Entwicklung und Progression von IPAH führen, erzielt wurden. Es ist unabdingbar zu einer selektiveren Auswahl der geeigneten Medikamente zu kommen im Sinne einer personalisierten Behandlung. Dabei genügt es nicht mit den wenigen vorhandenen Therapeutika zu jonglieren und dabei die Begleiterkrankungen sowie die Pathophysiologie der IPAH gerade hinsichtlich dieser Begleiterkrankungen außer Acht zu lassen. So könnten beispielsweise Patienten mit rechtsventrikulärer Dysfunktion des Herzens von Ranolazin profitieren, das die Durchblutung des Herzmuskels steigert. Ebenso könnten Patienten mit erhöhtem Interleukin-6 (IL6) von einer Tocilizumab-Behandlung, einem Antikörper gegen das IL6, profitieren. Hier gibt es noch ein weites Forschungsfeld.

Zusammenfassend kann man festhalten, dass es einige vielversprechende Ansätze der Forschung gibt, die Anlass zu der berechtigten Hoffnung geben, dass sowohl Lebensqualität als auch Lebenserwartung mit der Krankheit durch nebenwirkungsarme, hocheffektive und hochpersonalisierte Therapeutika weiter steigen werden. Mittel- bis langfristig erscheint den jüngsten Daten zufolge nun sogar eine Therapie als möglich, die nicht an den Symptomen, sondern unmittelbar an den Ursachen ansetzt und bestenfalls sogar die Veränderungen an den Endothelzellen rückgängig machen könnte. Damit steht erstmals eine Option im Raum, die man als „Heilung" bezeichnen kann. Doch bis dahin ist noch ein weiter Weg durch Studien, die finanziert werden müssen. Einen Beitrag dazu leisten die Käufer dieses Buches, mit dem Kaufpreis, dessen Erlös u.a. in den jährlichen Forschungspreis der René-Baumgart-Stiftung fließt, der an Wissenschaftler mit herausragenden Forschungsleistungen im Bereich der PH geht. Dieser Preis finanziert zwar nicht direkt die Forschung, stellt aber dafür Öffentlichkeit her für die meist im Auftrag der Pharmakonzerne durchgeführten Studien und unterstützt damit die Entwicklung neuer Medikamente durch diese Unternehmen.

Mit der Krankheit arrangieren - Sabines Geschichte

Im August 1999 wurde bei mir die Diagnose pulmonal-arterielle Hypertonie, idiopathische Form, festgestellt. Ich war zu dem Zeitpunkt 38 Jahre alt und hatte großes Glück, dass zur damaligen Zeit - natürlich erst nach vielen Untersuchungen die eine Klinik zu bieten hat - die richtige Diagnose gestellt wurde. Die Chemie zwischen dem behandelnden Arzt und mir passte überhaupt nicht. Beim Schlussgespräch knallte er meinem Mann den Satz hin „Sie haben eine schwerstkranke Frau!" Zu mir meinte er, ich werde nicht sehr alt werden und solle die nächsten Jahre genießen. Für mich war das alles weit weg. Ich fühlte mich nicht „schwerst krank".

Nur beim Joggen hatte ich furchtbare Schmerzen in den Oberschenkeln, aufgrund des Sauerstoffmangels. Zur damaligen Zeit gab es noch keine Medikamente gegen die PH. Es wurde mir ein Kalziumantagonist und ein Blutverdünner verordnet, worauf ich Gott sei Dank gut angesprochen habe. Zu dieser Zeit war man noch nicht so flott mit Internet, und somit war ich froh, dass ein befreundeter Arzt mich nochmal in Ruhe zu den Folgen aufgeklärt hat. Ich bin erst mal in ein tiefes Loch gefallen. Wie sollte es weitergehen? Zwei Kinder mit acht und elf Jahren, ein Betrieb in der Baubranche, in dem ich fürs Büro zuständig war, Haus, Garten, Hund usw.. Trotzdem fühlte ich mich nicht als „schwerstkranke Frau" und das hat in mir so etwas wie einen Kampfgeist ausgelöst.

Nachdem ich immer schon sehr positiv eingestellt war, dachte ich, es muss einen Weg geben, dass es weiter geht. Ich machte wieder bedingt Sport, suchte mir einen Heilpraktiker zur Unterstützung und dachte mir „dem Arzt zeige ich es". Im Großen und Ganzen führte ich mein altes Leben weiter.

So ging es mir elf Jahre recht gut. Ich war auch in dieser Zeit in keiner PH-Klinik oder überhaupt in Behandlung. So steckte ich meine PH einfach in die unterste Schublade. Ich hatte auch das Glück, dass die Familie und gute Freunde hinter mir standen, die mir auch noch heute ermöglichen ein lebenswertes Leben zu führen.

Dann bemerkte ich nach Jahren eine Verschlechterung und musste mir nun doch eine Anlaufstelle für PH-Patienten suchen. Davon gab es ja mittlerweile mehrere und vor allem gab es mittlerweile auch einige Medikamente. In den letzten Jahren hatte ich natürlich auch diverse Höhen und Tiefen. Ich hatte das Glück, dass immer wenn die Symptome sich verschlechterten neue Medikamente auf dem Markt waren, auf die ich gut angesprochen habe. Mittlerweile bin ich bei einer 3-fach-Therapie, die ich sehr gut vertrage. Auch wenn meine Untersuchungswerte nicht immer so sind, wie ich sie mir wünsche, denke ich immer positiv, lebe auch meine positive Einstellung. Ich stecke meinen Kopf nicht in den Sand, führe ein ausgefülltes Leben, bin zweifache Oma, mache bedingt Yoga und Entspannungstraining. Ich versuche immer noch die PH in eine Schublade zu schieben, aber nach 20 Jahren stößt man schon öfters an seine Grenzen und man muss sich mit seiner Krankheit arrangieren.

Ich informiere mich nicht sehr viel über das Internet, mich verunsichert das zu sehr. Mit meinen Anträgen zur Erwerbsunfähigkeitsrente und dem Behindertenausweis hatte ich keinerlei Probleme. Mein Motto lautet: „Auch als Gesunder laufe ich Gefahr morgen unter die Räder zu kommen".

Wir sind stolz auf uns!
- Walthers und Susannes Geschichte

Als mich Roger gefragt hat, ob ich an diesem Buchprojekt mitarbeiten wolle, habe ich spontan zugesagt. Ich erzähle nicht nur die Geschichte meiner Erkrankung, sondern auch die Geschichte meiner Frau Susanne.

Nach einer Herzkatheteruntersuchung hatte ich zu Ostern 2007 meinen Befund: Verdacht auf chronisch thromboembolische pulmonale Hypertonie. Meine Frau hatte ihre Diagnose, primäre pulmonale Hypertonie, bereits 1992 erhalten. Wir haben also ein Stück Schicksal, das wir teilen, auch wenn unsere Erkrankungen unterschiedliche Verläufe genommen haben, wie ich es nachfolgend schildere.

Ich wurde im Februar 1969 als Nachzügler von zwei Geschwistern geboren. Beide waren bzw. sind von den Erkrankungen verschont und werden es hoffentlich auch bleiben. Meine Eltern waren ebenfalls nicht betroffen. Mit sechs Jahren wurde ich als insulinpflichtiger Diabetiker diagnostiziert.

Kurz nach meiner Ausbildung zum Informationselektroniker, im Jahr 1988, wurde bei mir Morbus Addison diagnostiziert. Dabei handelt es sich um eine Erkrankung der Nebennierenrinde, die zur Folge hat, dass das körpereigene Kortison nicht mehr hergestellt wird. Ich hatte ab diesem Augenblick zwei Stoffwechselkrankheiten, die mit Ersatztherapien – also der Zufuhr von Insulin und Kortison - medikamentös behandelt werden.

Im normalen Leben gelingt das recht gut, jedoch genügen kleine Änderungen im Alltag, um eine Anpassung notwendig zu machen. Dabei bin ich auf meine Erfahrungen angewiesen, um Stoffwechselentgleisungen zu verhindern.

Durchfallerkrankungen und ambulante Operationen führen öfters zur Einweisung ins Krankenhaus. Größere Operationen sind nur unter Beteiligung eines Spezialisten für Stoffwechselerkrankungen möglich. Später musste ich erfahren, dass ich keine körpereigenen Hormonproduktion habe (polyglanduläres Syndrom). In der Folge muss ich jedes körpereigene Hormon zuführen und anpassen.

1999 wurde mir bei meiner Tätigkeit im Rechenzentrum meines Arbeitgebers speiübel. Nur mit Mühe konnte ich die geplante Tätigkeit fertigstellen. Zu meinem großen Glück hatte an diesem Samstag ein Kardiologe in der Nähe Wochenenddienst, der mich, nach einem EKG, mit Verdacht auf Herzinfarkt ins örtliche Krankenhaus einwies.

Es dauerte zwei weitere Tage bis nach einer Katheteruntersuchung endlich die Diagnose Myokarditis (Herzmuskelentzündung) mit Perikarderguss (Flüssigkeit im Herzbeutel) gesichert war. Behandelt wurde ich mit einem Betablocker, der im Verlauf langsam ausgeschlichen wurde.

Als ich im selben Jahr mit meinem Fahrrad in den Urlaub fahren wollte, musste ich mir zum ersten Mal eingestehen, dass meine Leistungsfähigkeit eingeschränkt war. Wie in den Jahren zuvor, fuhr ich von meinem Wohnort mit dem Liegerad und vier schweren Satteltaschen an den Rhein, dem ich bis zum Bodensee folgen wollte, um dann über das Lechtal wieder die Heimreise anzutreten. Eine wirklich schöne Tour. Nach dem vierten Tag war in Rheinfelden Schluss. Ich war total ausgepowert. Mir kam es so vor, als würde ein Rennwagen mit einem Mofa-Motor ein Formel-1-Rennen fahren wollen. Ich war irgendwie leer, mein „Motor" lief auf Hochtouren nur leider ging es nicht vorwärts. Schweren Herzens und frustriert brach ich die Tour ab und fuhr mit dem Zug heim. Für mich kam das einer schweren Niederlage gleich.

Im Februar 2000 wurde ich bei der Arbeit auf dem Weg in unser Rechenzentrum bewusstlos. Als ich wieder zu mir kam und mich aufrichten wollte, wurde mir sofort wieder schwindlig. Es war für mich als ob man auf einen alten Röhrenfernseher haut und sich das Bild verzerrt. Wieder verlor ich das Bewusstsein. Mein erster Gedanke war „Hirnschlag!".

Mein Kollege alarmierte die Ersthelfer und begleitete mich später ins nahegelegene Krankenhaus. An diesem Freitag hatte ich unglaublich viel Glück. Wäre ich fünf Minuten später zusammengebrochen, hätte ich mich alleine im Rechenzentrum befunden; einem fensterlosen gekühlten Raum, zu dem nur ein gutes Dutzend Kollegen Zutritt hatten. Im Krankenhaus hatte ich mehrere Herzstillstände mit

Reanimationen.

In der Folge bekam ich am 9. Februar 2000 meinen ersten Herz-schrittmacher. Am 10. Februar konnte ich dann meinen 31. Geburts-tag feiern. Die Ursache für meine Herzstillstände war eine Störung im Reizleitungssystem des Herzens (AV-Block III. Grades).

Nach meinem Krankenhausaufenthalt habe ich eine Reha bean-tragt und bekommen. Als ich von der Reha nach Hause kam, traf ich einen flüchtigen Bekannten. Er war in unserer Kirchengemeinde das, was ich einen Bilderbuch-Gläubigen nannte. Nie hätte ich gedacht, dass er meinen Namen kennt, oder wir irgendetwas gemeinsam ha-ben. Er sagt doch tatsächlich: "Hallo Walther, schön dich zu sehen. Meine Frau und ich haben uns Sorgen gemacht. Weil wir seit Wo-chen nichts mehr von dir gehört und gesehen haben, haben wir für dich gebetet."

Dass jemand ausgerechnet für mich betet, hat mich sprachlos ge-macht. In der Folge habe ich wieder normal gearbeitet und ließ mich zum Ersthelfer ausbilden. Nach dem Erlebnis des Herzstillstands hät-te ich es mir nicht verziehen, in einer Notfallsituation einem Kollegen nicht helfen zu können. Die Regeln für das Arbeiten in unseren Re-chenzentren wurden nach diesem Vorfall geändert. Ab diesem Au-genblick durfte sich keiner mehr alleine dort aufhalten. Außerdem wurde jetzt der Raum vom Werksicherheitsdienst mit Kameras über-wacht.

Im November 2006, bin ich vier Kilometer weit zu meinen Eltern gelaufen, weil ich in der Werkstatt meines Vaters noch eine Kleinig-keit zu tun hatte. Als ich bei meinen Eltern ankam, war ich körperlich so geschwächt, dass ich die Treppen in den ersten Stock nur sehr schwer gemeistert habe. In der Wohnung fiel mir dann das Atmen sehr schwer und meine Eltern bemerkten meine bläulichen Lippen. Weil ich selbst die wenigen Schritte in der Wohnung kaum bewälti-gen konnte, wurde wieder einmal der Krankenwagen gerufen. Im Krankenhaus stand sehr schnell die Diagnose fest: Beidseitige Lun-genentzündung. Ich wurde auf die Intensivstation verbracht und er-hielt eine maschinelle Atemunterstützung (CPAP). Auf der Intensiv-station lag ich sehr lange und obwohl ich Blut gehustet hatte, war ich schmerzfrei. Dann überschlugen sich die Ereignisse.

Im Januar 2007, hatte ich erneut schwere Atemnot und wieder wurde der Krankenwagen gerufen.

Meine erste Frage an die diensthabende Ärztin nach der Computertomographie war: „Habe ich schon wieder eine Lungenentzündung?"

Ihre Antwort „Das ist keine Lungenentzündung ..." beruhigte mich nur solange, bis sie den Satz ganz ausgesprochen hatte. „... Sie haben eine Lungenembolie nach tiefer Beinvenenthrombose. Blutgerinnsel in den Blutgefäßen der Beine haben Blutgefäße in Ihrer Lunge verstopft."
Für mich brach eine Welt zusammen.

Dan Blocker, besser bekannt als Hoss Cartwright in der Westernserie „Bonanza", verstarb nach einer Lungenembolie. Für mich war es als Kind unbegreiflich, dass auch vermeintlich unsterbliche Helden einfach so sterben.

Nach einer Reha startete ich mit neuer Hoffnung einen schrittweisen Wiedereingliederungsversuch ins Arbeitsleben. Dann folgte der nächste Tiefschlag. An dem Tag, an dem ich zum ersten Mal wieder 100 Prozent arbeiten sollte, lief ich mit meinen Kollegen in die Kantine. Nur ca. 800 Meter und zwei Treppen. Ich schaffte gerade einmal 200 Meter, dann war Feierabend. Ich stand neben meinen Kollegen und hatte den Eindruck, nicht mehr weiter zu können. In meinem Kopf lief ein Horrorfilm ab, was jetzt alles wieder auf mich zukommt. Ich wollte keinen Krankenwagen und hatte auch keine Lust aufs Krankenhaus, aber es hatte keinen Zweck, den Kopf in den Sand zu stecken. Also fuhr ich zum Pneumologen meines Vertrauens. Die 500 Meter Fußmarsch vom Parkplatz zur Praxis und das eine Stockwerk hinauf wurden für mich zur Mammutaufgabe. In der Praxis waren die Angestellten nicht erfreut, dass ich einfach reingeschneit bin, aber ich wurde relativ flott ins Sprechzimmer geführt. Das lag vielleicht auch an meinen blauen Lippen und dem Gejapse, mit dem ich den Sachverhalt schilderte.

Nachdem der Arzt sich meine Geschichte angehört hatte, gab er offen zu, dass er mir mit seinen Fähigkeiten und Mitteln nicht helfen könne. Seine Ehrlichkeit war für mich eine neue Erfahrung, die ich als sehr positiv empfand.

Er sagte: „Am liebsten würde ich Sie ins Krankenhaus einweisen."

Er muss meinem Gesicht wohl angesehen haben, was ich dachte, denn er fuhr fort: „Sie haben keinen Bock auf noch mehr Weißkittel? Sie brauchen Spezialisten, die sich mit sowas auskennen!"

So landete ich zu Ostern 2007 in der Klinik für Pneumologie im Talkessel unserer Landeshauptstadt. Nach einer weiteren Herzkatheteruntersuchung hatte ich dann meinen Befund: V. a. chronisch thromboembolische pulmonale Hypertonie, also Verdacht auf einen ständigen Hochdruck in den Lungengefäßen, verursacht durch die Verstopfung der Blutgefäße in der Lunge, mit einem Druck von 60 mmHg. Erst als ich das Abschlussgespräch mit meinem Arzt hatte, dämmerte mir, was das bedeutet. Mir wurde zum ersten Mal erklärt, was das ist und zwar so, dass ich es verstehen konnte. Natürlich habe ich gefragt, was das für Auswirkungen auf mein Leben und meine Lebenserwartung haben wird. Rückblickend bin ich froh über die Offenheit des Arztes. Damals hätte ich mir allerdings eine sanftere Formulierung gewünscht als diese: „Wenn Sie Glück haben, helfen Ihnen vielleicht Medikamente. Evtl. kommt auch eine OP in Betracht. Im schlimmsten Fall kann man ihnen nicht helfen und Sie leben noch sechs bis sieben Jahre bei sich stetig verschlechternder körperlicher Verfassung."

Seither sind zwölf Jahre vergangen, in denen sich sehr viel getan hat, die Behandlungsformen unserer Erkrankung haben sich stark verbessert und die Behandlungsformen können besser auf das jeweilige Krankheitsgeschehen abgestimmt werden. Außerdem war ich in einer Lungenfachklinik und nicht in einer Schwerpunktklinik für Lungenhochdruck. Da ich an Gott glaube, auf meine zugegebene sehr eigene Art, fragte ich mich für was ich beten soll, um was ich bitten darf.

Ich musste mich intensiv mit meiner Zukunft auseinandersetzen. Medikamente, die helfen, bedeuten keine Heilung. Eine Operation an der Lunge birgt ein beachtliches Risiko. Und welche Option kann ein langsamer Tod sein? Es ist ja nicht so, dass ich nach sechs Jahren einfach einschlafe.

Also betete ich: „Gott, wenn es in deiner Macht steht, dann lass die Ärzte nicht sagen, dass sie nichts tun können! Bitte überlass mir die Entscheidung. Bitte lass mir die Wahl, wie es weitergehen wird!"

Zum Glück hat sich dieser Arzt dann auch sofort mit einer Universitätsklinik im Rhein/Main-Gebiet in Verbindung gesetzt, damit eine genaue Eruierung meiner gesundheitlichen Situation stattfinden konnte. Recht schnell hatte ich einen Termin zur weiterführenden Diagnose. Für mich war in diesem Augenblick die Grenze meiner psychischen Belastbarkeit erreicht, denn ich musste diesen Weg gehen und konnte das nicht irgendjemand anderen aufhalsen. Ich fand eine Psychologin, die den Ernst meiner Situation erkannte und mir schnell Termine einräumte. Bei ihr hatte ich keine Sorgen, wie bei meiner Familie oder Freunden, dass ich sie überlasten würde. Oder nerven, weil es ständig um meine Krankheit geht.

Ende Mai 2007 kam der nächste niederschmetternde Rückschlag. Wieder hatte ich eine Lungenentzündung. Diesmal war ich so schwach, dass mir die Ärzte zu einer maschinellen Beatmung im künstlichen Koma rieten. Trotz meiner Angst, den Termin in der Universitätsklinik zur Diagnose nicht wahr nehmen zu können, willigte ich phlegmatisch in die Beatmung ein.

Auch dieser Krankenhausaufenthalt ging zum Glück vorüber.

Endlich folgte die Diagnose in besagter Universitätsklinik.

Das Ärzte-Team stellte zu Anfang klar: „Sie werden von uns keine Zwischenbefunde erfahren. Wir wollen nicht Hoffnungen oder Ängste schüren, die vielleicht gar nicht bestehen oder sich im Verlauf zerschlagen. Zum Abschluss bekommen Sie dann einen Termin bei dem Arzt, der dann alles weitere mit ihnen besprechen wird.

In 14 Tagen durchlief ich das Programm, welches heutzutage als standardisierte Diagnose bei pulmonaler Hypertonie gilt.

Endlich gab es dann das Abschlussgespräch.

Der Arzt begann: „Lassen Sie mich mit der guten Nachricht beginnen: Ich kann Sie operieren."

Ich denke: „Gott sei Dank!" Meine Freude war unbändig.

Der Arzt fuhr fort: „Sie haben viele Vorteile, die eine pulmonale Thrombenateriektomie, also die Ausschabung der Verstopfungen in den Lungengefäßen, günstig beeinflussen: Sie sind noch nicht lange erkrankt, Sie sind körperlich einigermaßen fit und Ihr Körper hat ausreichend Reserven für einen solchen Eingriff."

Ich denke: „Okay, wo ist das ABER?"

Tatsächlich kommt von ihm: „Aber ... auf Grund Ihrer vielen chronischen Vorerkrankungen besteht ein erhöhtes Risiko, in den ersten 14 Tagen nach der OP zu versterben."

Es folgte eine Pause, die mir unendlich lang vorkam. Vielleicht war es auch nur der Augenblick, den man braucht um die nächsten Worte zu formulieren.
„Bei Ihnen liegt das Risiko bei ca. 10 Prozent!"

Meine Gedanken rasten: „Von 10 Personen stirbt einer. Das rückt nahe. Wie viele Leute habe ich heute schon gesehen? Und dann ist jeder 10. von denen nicht mehr da?".

Dann hat es plötzlich in meiner Denkmaschine „Klick" gemacht, mir wurden meine Denkfehler klar:
1. Ich lasse mich operieren, weil ich leben und nicht sterben will!
2. Ich gehe in die OP mit einer 90 prozentigen Überlebenschance, mit der beachtlichen Wahrscheinlichkeit einer Verbesserung meiner körperlichen Belastbarkeit. Wer würde nicht Lotto spielen, wenn er weiß, dass seine Aussichten auf den Hauptgewinn bei 90 Prozent liegen?
3. War da ja auch noch mein Gebet: „Gott, wenn es in deiner Macht steht, dann lasse die Ärzte nicht sagen, dass sie nichts tun können! Bitte überlasse mir die Entscheidung. Bitte lasse mir die Wahl, wie es weitergehen wird!".
Ich hatte bekommen wofür ich gebetet hatte, nun lag die Entscheidung bei mir.

Obwohl in diesem Augenblick mein Entschluss bereits feststand, schickte mich mein Arzt mit folgendem Rat heim: „Reden Sie mit den Menschen die Ihnen wirklich wichtig sind und regeln Sie alles was es für Sie zu regeln gibt. In 14 Tagen melden Sie sich dann telefonisch bei meiner Mitarbeiterin, dann besprechen wir die nächsten Schritte."

Am Abend desselben Tages boten mir die Krankenschwestern ein Gespräch mit einem Patienten an, der eine Woche zuvor diesen Eingriff erfolgreich überstanden hatte.

Meine wichtigste Frage war: "Werde ich ins Licht gehen?", wie ich es beim Herzstillstand erlebt hatte. Oder schlafe ich nur ein und wache auf der Intensivstation wieder auf? Bei einer PTE wird der Körper solange gekühlt, bis das Herz stehen bleibt, für mich bis dahin die Definition für „Tot sein".

Seine Antwort war: „Ich bin nicht ins Licht gegangen, für mich war es wie ein tiefer traumloser Schlaf!" Das befreite mich von meiner größten Angst.

Nach meinem Eingriff konnte ich meinerseits einer CTEPH-Patientin die Angst vor den Schmerzen nehmen. An mögliche Schmerzen habe ich gar nicht gedacht. Die Klinik hatte für mich eine Sauerstoffversorgung bis zum Termin der Operation organisiert. Ein Sauerstoffkonzentrator für die Wohnung und zwei mobile Flüssigsauerstoffflaschen für unterwegs.

Nach meiner telefonischen Zusage bekam ich den Termin für den Eingriff mitgeteilt. Es war der 27.07.2007, ein Freitag.Von nun an hatte ich ein alles bestimmendes Ziel. Ich habe meine Patientenverfügung und mein Testament erstellt. Der Arzt, der diese vor dem Eingriff gelesen hatte, war froh mit mir im Vorfeld darüber sprechen zu können.

Dann war der Termin für die PTE gekommen. Beim letzten Frühstück vor der OP war mir schlagartig klar: „ES KLAPPT!", es gab keine Zweifel mehr. Diese unglaubliche hundertprozentige Sicherheit wünsche ich jedem, der in eine solche Situation kommt.

In einer sechsstündigen Operation (geplant waren ursprünglich acht Stunden) wurden 18 von 19 Thromben erfolgreich in zwei Etappen entfernt. Beim 19ten war sich der Chirurg nicht ganz sicher. Mit einem weiteren Eingriff Klarheit für den einen Verschluss zu schaffen stand in keinem Verhältnis zum Risiko.

Am zweiten Tag nach der OP, einem Sonntag, besuchte mich mein Chirurg auf der Intensivstation und er fragte mich: „Wie geht's?"

Nun, was wird einem Schwaben in dieser Situation, bei dieser Frage, durch den Kopf gehen, wenn er von blinkenden und piepsenden Geräten umgeben ist?

Er denkt: „Schlecht kannst du nicht sagen, sonst hättest du die Augen nicht aufgemacht! Gut kannst du nicht sagen, weil du im Bett liegst und nicht weißt, ob alles funktioniert!"
Also sagte der Schwabe: „Naja!".

Der Chirurg antwortete entschieden: „Da operieren wir sechs Stunden an Ihnen herum. Holen raus, was im wahrsten Sinne des Wortes rauszuholen ist und dann sagen Sie: „Naja!". Gut lief's. Sehr gut würde ich sagen!". Er war wohl eher belustigt als zornig.

Erstaunlich schnell wurde ich mobilisiert. Am zehnten Tag nach dem Eingriff ging ich schon alleine in die Cafeteria und stellte mich nach Erdbeerkuchen und Kaffee an. Da drehte sich ein grün gekleideter Mann zu mir um und sagte: „Ah, Herr O. ich grüße Sie. Schön Sie zu sehen!".

Ich antwortete: „Finde ich auch, aber ich habe keine Ahnung wer Sie sind, ich kann mich nicht an Sie erinnern!".

Seine Antwort: "Das wäre echt blöd, ich war Ihr Narkosearzt!", verschlug mir die Sprache und brachte die Umstehenden zum Schmunzeln.

Ein großer Vorteil meiner Universitätsklinik ist, dass schwierige Fälle von Professoren unterschiedlichster Fachrichtungen besprochen werden. So wurde in meinem Fall ein Endokrinologe (Facharzt für Stoffwechselerkrankungen) um Rat gefragt, was in der Folge für mich eine genaue Untersuchung bei eben diesem Fachmann nach sich zog. Seine zusätzliche Diagnose war eine Sprue (Zöliakie beim Erwachsenen), die auch die Erklärung für meine Durchfälle und meine Blutarmut war, sowie Osteoporose Grad III.

Meine Reha im Dezember 2007 in der Geburtsstadt von Silvia, der Königin von Schweden, musste ich mir mit viel Papierkram erkämpfen. In der Reha wurde meine körperliche Leistungsfähigkeit weiter gesteigert und ich verließ die Klinik auf dem Berg der Stadt mit einer Sechsminutengehstrecke von 680 Metern. Nie im Leben hätte ich das für möglich gehalten. Das war unglaublich wichtig für mich als begeisterter Sportler.

Ohne Menschen, die in meinen Krisen einfach da sind, Freunde, Bekannte, Verwandte und natürlich Spezialisten ihres Fachs, nicht nur Ärzte, und „medizinisches Personal", sondern durchaus auch Angestellte bei Krankenkassen und Ämtern, die einen Schritt weiter als notwendig gehen, wäre ich verloren gewesen.

In der Folge wurde auch mein Anwalt zu einem dieser Menschen. Er wollte eine Höherstufung meines damaligen Grades der Behinderung (GdB) von 60 Prozent erreichen. Als er tatsächlich 100 Prozent beantragte, fiel mir die Kinnlade runter und ich fragte: „Kann man mit 100 Prozent überhaupt ein selbstständiges Leben führen?"

Mein Anwalt meinte lapidar: „Man muss die Sache angehen wie eine Verhandlung auf dem orientalischen Basar. Wer 80 Prozent will muss 100 Prozent verlangen! Leider kann man nicht 120 Prozent verlangen, wenn man 100 Prozent will."

Anfänglich wurden mir 80 Prozent zugestanden, doch er war nicht zufrieden - ich hatte den Eindruck er machte das zu seiner persönlichen Sache - und legte Widerspruch ein.

Er schrieb in die Begründung: "Man muss sich immer wieder die Frage stellen, wie schlecht es einem Menschen gehen muss, bevor ihm ein GdB von 100 Prozent - der ihm zweifelsfrei zusteht - zugesprochen wird!"

Seit 2008 habe ich einen GdB von 100 Prozent, nicht zuletzt, weil ich durch mehrere sich mittelbar und unmittelbar beeinflussende Erkrankungen behindert bin. Dieser ständige Kampf für Dinge, die uns zu stehen und die Gedankenlosigkeit der nicht betroffenen Mitmenschen ist etwas, dass mir die Zornesröte ins Gesicht treibt.

Wenn zum Beispiel gesagt wird: "Du siehst gar nicht aus wie 100 Prozent behindert!"

Stimmt, aber von hundert nicht betroffenen und gesunden Leuten die ich fragen würde, ob sie mit mir tauschen wollen, würden hundert „NEIN!" sagen.

Somit bin ich in der Tat 100 Prozent behindert, aber ich habe mir mein Schicksal nicht rausgesucht oder die Behinderung selber verursacht. Wieso müssen wir uns dafür rechtfertigen, wenn wir uns diesen Versuch eines Nachteilsausgleichs auch noch schwer erkämpfen müssen? Auf Betreiben meiner Krankenkasse musste ich einen Rentenantrag stellen. Der Gutachter stellte fest, dass ich sechs Stunden täglich arbeiten könne. Da aber in Deutschland die Regelarbeitszeit acht Std.

beträgt, wird mir eine Rente gewährt. Von dieser Rente alleine könnte ich nicht leben. Zum Glück hatte mein Arbeitgeber als ich 1985 bei ihm meine Ausbildung begann eine Gruppenberufsunfähigkeitsversicherung abgeschlossen, mit der ich über die Runden komme. In regelmäßigen Abständen muss ich einen Antrag auf Verlängerung stellen. Da die Rente zeitlich befristet ist, habe ich nach wie vor Sorgen um meine Zukunft, weil ich feststelle, dass ich nach stärkerer körperlicher Anstrengung, bei schlechtem Wetter oder Stress sehr lange Regenerationsphasen brauche.

2009 fand wieder das jährliche Patiententreffen des Vereins pulmonale Hypertonie (ph) e. V. – ein gemeinnütziger Selbsthilfeverein in Deutschland – in Frankfurt statt. Eigentlich hatte ich von meiner Krankheit wirklich genug und wollte nicht schon wieder an die zurückliegende Zeit erinnert werden. Unsere Vereine, der ph e.v. und der Schweizer PH-Verein (SPHV), denen ich angehöre, machen nicht nur national eine sehr gute Arbeit, auch international wird sehr viel zum Wohl der Betroffenen getan, damit wir alle die bestmögliche medizinische Versorgung bekommen. Auch wenn die Erkrankung das Thema unserer Treffen ist, so bleibt doch auch sehr viel Zeit für den persönlichen Austausch. Und obwohl alle Teilnehmer in irgendeiner Weise betroffen sind, sieht man sehr viele lachende Gesichter. Da mein Chirurg – mittlerweile Professor - 2009 einen seiner seltenen Vorträge hielt, wollte ich ihm zeigen, welchen Erfolg er bei meiner PTE erzielt hatte und die Gelegenheit benutzen mich bei ihm zu bedanken. Wie sehr dieses Treffen mein Leben verändern sollte, habe ich zu diesem Zeitpunkt nicht einmal im Ansatz geahnt. Leider waren im Landessportbund Hessen keine Zimmer mehr frei und ich wurde in ein nahegelegenes Hotel einquartiert. Schnell stellte ich fest, dass es einige Andere gab, denen es auch so ging. Im Laufe des Treffens sprach mich dann eine Teilnehmerin an, stellte sich als Susanne vor und wir gründeten eine Fahrgemeinschaft für die Strecke zwischen Tagungsort und Hotel. Susanne und ihr Sohn waren mit dem SPHV angereist.

Nach unserer ersten Begegnung dachte ich so bei mir: "Das ist jetzt mal eine Nette!". Leider hatte ich mich nicht getraut nach ihrer Adresse zu fragen.

Wochen später fand ich dann einen Brief in meinem Briefkasten und ich hatte erst den Verdacht, der neue Briefträger habe da was durcheinandergebracht. Doch der Briefträger hatte sich nicht geirrt und der Brief war - ich konnte es nicht fassen - von Susanne! Via Email haben wir uns besser kennen gelernt und kurz vor Weihnachten 2009 dann endlich auf dem Weihnachtsmarkt in Stuttgart wieder getroffen. Susanne wusste zu diesem Zeitpunkt nur von meiner CTEPH, jedoch nicht von meinen anderen Erkrankungen. Für mich war klar: Wenn wir eine Zukunft haben wollen, muss ich ihr bald reinen Wein einschenken und ihr von meinen sonstigen gesundheitlichen Problemen berichten.

Ich hatte Angst, sie könne sagen: „Warum hast du mir das nicht früher gesagt? Hast du mir nicht vertraut?" oder, noch schlimmer: „Jetzt wo ich so viel in diese Freundschaft investiert habe kommst du mir mit sowas!".

Nie im Leben hätte ich mit dem gerechnet was sie mir nach drei unendlich langen Tagen geantwortet hat:
„Lieber Walther, was du mir geschrieben hast macht mich sehr traurig. Auch mir wäre es lieber, wir wären beide gesund ohne unsere körperlichen Einschränkungen. Aber wenn wir beide gesund wären, hätten wir uns wahrscheinlich nie getroffen." Dies ist der wichtigste Satz für meinen Umgang mit meinen Erkrankungen geworden.

Im Laufe unseres Zusammenlebens habe ich dann Stück für Stück von Susannes Krankheitsverlauf erfahren. Während bei mir die Zeitspanne von den ersten Symptomen, bis zur Diagnose und später zur OP, wirklich sehr kurz war und bei mir ein Rad ins Andere gegriffen hat, ist ihre Odyssee sehr viel länger sowie zum Teil mit widersprüchlichen Aussagen und falschen Diagnoseansätzen gepflastert gewesen.

1967 verstarb ihre Großmutter mütterlicherseits im Alter von 54 Jahren, ihre Todesursache soll ein großes Herz und Angina Pectoris (= anfallsartige Herzbeklemmungen) gewesen sein. Genaueres konnte man damals nicht sagen.

Als Susanne 1987 in der Ausbildung ein Stockwerk hochlief, um ihre Kaffeepause in der Cafeteria zu verbringen, wurde ihr unvermittelt schwarz vor Augen. Sie verlor das Bewusstsein, das war ihre erste von vielen Synkopen.

Fünf Jahre lang dauerte der Spießrutenlauf zu verschiedenen Ärzten; Zahnärzte, Ohrenärzte und Kardiologen inbegriffen. Selbst die Möglichkeit epileptischer Anfälle wurden in Betracht gezogen. Natürlich standen psychische Probleme als Diagnose häufig in den Arztbriefen.

Dramatisch verschlechtert hatte sich ihre körperliche Verfassung nach der Geburt ihres Sohnes im Jahr 1991. Ständig bestand die Gefahr von Synkopen, selbst beim Umdrehen im Bett wurde sie bewusstlos. Für jedwede körperliche Bewegung fehlte ihr die Kraft.

1992 besuchte sie in Begleitung ihrer Mutter eine spezielle ambulante Diagnoseklinik in Hessen. Während ihres Aufenthalts war sie in einem Hotel untergebracht. Nach zwei Tagen wurde die Diagnose „primäre pulmonale Hypertonie" gestellt. Diese Diagnose wurde in einer anderen Klinik zwar bestätigt, aber der Zusammenhang zwischen Synkopen und der pulmonalen Hypertonie wurde geleugnet.

Im Jahr 1993 folgte dann die Listung zur Lungentransplantation, für Susanne - so schien es - die letzte Möglichkeit ihren Sohn aufwachsen zu sehen. Das war auch die Zeit in der sie mittels Telekollegs die Fachhochschulreife nachgeholt hat, sie wollte sich beweisen noch etwas leisten zu können, trotz ihrer körperlichen Einschränkung.

1994 empfahl ihr ein Arzt Kalziumantagonisten zu nehmen, auch wenn nur maximal 10 Prozent aller Patienten darauf ansprechen. Die Patienten, bei denen Kalziumantagonisten wirken, profitieren fast unmittelbar von dem Medikament. Susanne meint, dass sie schon nach der zweiten Dosis eine merkliche Verbesserung gespürt hatte. Sie hatte mit diesem Medikament keine Synkopen mehr und konnte bei körperlicher Schonung wieder aktiv am Leben teilnehmen. Sie ging wieder arbeiten und wurde von der Transplantationsliste genommen. Der Europiepser, der sie in ein Transplantationszentrum rufen sollte, sobald ein passendes Organ zur Verfügung gestanden hätte, vergammelt nun in einem kleinen Ledertabakbeutel und das soll auch so bleiben. Zusätzlich zum Antagonisten nahm sie von nun an noch Marcumar, dessen Dosierung sie nach einer Schulung selbst managt. Doch dabei sollte es nicht bleiben, sie nimmt heute einen Medikamentencocktail aus 13 Tabletten und einem Inhalat gegen den Lungenhochdruck. Zudem bekommt sie noch zwei Infusionen im Jahr gegen ihre rheumatische Erkrankung.

Nach einer Operation 2010, die nichts mit PH zu tun hatte, verschlechterte sich ihr Zustand dramatisch. Beim Zähneputzen geriet sie außer Atem und zum Waschen musste ein Hocker ans Waschbecken geschoben werden. Auf einmal war ich nicht nur Betroffener, sondern auch Angehöriger einer schwerkranken Frau. Wer glaubt, dass die eigenen Erfahrungen das Zusammenleben dann einfacher machen, irrt sich gewaltig. Viel wichtiger ist, dass beide Partner die Bewältigungsstrategien des anderen verstehen und sich dabei unterstützen.

In der Folge wurde Susanne verrentet. Wieder konnte sie nur mit äußerster Anstrengung den Alltag bewältigen, wie sollte sie da noch einen Beruf ausüben?

Gerade mit dem Team des Schweizer PH e.V. verbindet mich eine tiefe Freundschaft und wenn ich manchmal an mir zweifle, dann hilft es mir, mich mit meinen Freunden auszutauschen. Manchmal kann ich dann eine Situation leichter hinnehmen, weil ich weiß, dass das Problem nicht bei mir oder anderen liegt, sondern in der Natur der Dinge.

Diese Freundschaft half mir sehr im folgenden Zeitraum.

Zum zweiten Mal im Leben stand Susanne vor der Entscheidung zur Listung für eine Lungentransplantation. In unseren Gedanken spielten sich wahre Horrorszenarien ab und die schlimmen Erinnerungen an den Europiepser waren wieder aktuell. Als es ihr so schlecht ging, hatte ich einen Routine-Kontrolltermin in einer großen Fachklinik für Lungenhochdruck und Lungentransplantation in Hessen und Susanne fuhr mit, sich die Sache einmal ansehen. Beeindruckt von der Routine und Erfahrung des dortigen Teams in der Behandlung unserer seltenen Krankheit vereinbarte sie zunächst einen ambulanten Termin, dem ein stationärer Aufenthalt zur Abklärung folgte.

Meine größte Hoffnung war, dass sie vielleicht doch eine operable Form der PH hat, denn das wurde bei ihr nie zuvor untersucht. Das muss man sich einmal vorstellen: Es gibt für die Erkrankung vielleicht eine erfolgversprechende Therapie, zwar eine sehr riskante, aber nur weil niemand die Möglichkeiten geprüft hat, schleppt man sich äußerst mühsam durchs Leben.

Während des stationären Aufenthalts wurde meine damals zukünftige Frau kathetert. Währenddessen musste sie ein Medikament inhalieren. Der Vorteil bei diesem Vorgehen ist, die nahezu sofortige Veränderung kann noch während der Untersuchung festgestellt und gemessen werden. Kurz nach Verabreichen des Medikaments konnten die Ärzte eine leichte Verbesserung des Herzzeitvolumens feststellen, nicht viel, aber für die Ärzte Grund genug, ihr zur Inhalationstherapie zu raten.

Sie erinnert sich selber nicht mehr dran, aber nach zwei Tagen des Inhalierens stiegen wir ein Stockwerk die Treppen hoch und sie meinte: „Ich glaube es ist irgendwie anders!" Mich hätte es fast verrissen vor Glück.

Susanne selbst wurde die Verbesserung erst zu Hause richtig bewusst. Sie ging an einem Samstagmorgen zum nahegelegenen Bäcker, um Brötchen fürs Frühstück zu holen. Sie hat diese Strecke bewältigt und die Strecke zurück auch, zwar mit Anstrengung, aber kein Vergleich zu der Zeit vor dem Inhalieren.

Nachdem mein Arbeitgeber die Produktion in Deutschland eingestellt hatte, bin ich zu Susanne gezogen. Wir wollten einen Neuanfang und haben uns nach einer anderen Wohnung umgesehen, was mit drei Katzen nicht so einfach war. Susanne hat in ihrer schwersten Zeit hobbymäßig und sehr erfolgreich Rassekatzen gezüchtet und so musste unsere neue Bleibe den Anforderungen unserer Katzen gerecht werden. Wir verliebten uns in ein kleines Reihenhäuschen in einem sehr kleinen Dorf. Das Haus hat versetzte Ebenen und einen Garten. Eigentlich ist dieses Haus unvernünftig für jemanden, dessen gesundheitliche Situation so unbeständig sein kann, wie bei uns, aber wir wollten diesen Traum nicht ungeträumt lassen.

Am 20.07.2013 haben wir dann endgültig Nägel mit Köpfen gemacht und geheiratet.

Obwohl es meiner Frau seither verhältnismäßig gut ging, brachte ein weiteres rezeptfreies Medikament eine enorme Verbesserung ihrer körperlichen und psychischen Verfassung. Leider fand sich dafür kein Kostenträger, obwohl der Erfolg dieser Therapie uns Recht gibt. Aber wenn es hilft, muss selbständig die Initiative ergriffen werden. Der Name für dieses unglaubliche Naturheilmittel ist „Canis Familiaris" oder in unserem Fall einfach Lucy und ist ein Zwergpudelmädchen. Lucy zwingt Susanne zweimal am Tag zu einem Spaziergang, mal kürzer, mal länger. Als Welpe musste sie natürlich zur Erziehung in die Welpenschule und da ich mich darum nicht kümmern will, muss meine Frau aktiv werden. Auf den Spaziergängen trifft sie häufig Hundebesitzer und aus manchen Treffen wurden regelmäßige Ausflüge und Freundschaften, nicht nur der Hunde. Susanne hat einen Minijob in der Ortsverwaltung angenommen, ist in ihrer Kirche für den Blumenschmuck mitverantwortlich und im örtlichen Kranken- und Altenpflegeverein Schriftführerin.

Manchmal abends im Bett frage ich mich, was aus all uns chronisch kranken Menschen hätte werden können, wenn die gesamte Energie, die wir für die einfachsten Dinge unseres Lebens aufbringen müssen, in andere Bereiche hätte fließen können. Was wäre aus uns geworden ohne diesen Mühlstein an unseren Hälsen? Für Susanne und mich hoffe ich, dass wir nicht aufgeben und weiterkämpfen und ich bitte jeden Betroffenen weiterzukämpfen und nicht aufzugeben, auch wenn es unendlich viel Kraft kostet!

Susanne und ich sind durch unsere Krankheit zu dem geworden was wir heute sind und das Ergebnis macht mich maßlos stolz! Wir haben etwas geschafft, haben nicht aufgegeben und werden es hoffentlich nie tun. Ich habe größten Respekt vor jedem Kind, jeder Frau und jedem Mann, jedem Menschen, mit einer chronischen Krankheit. Wenn wir stolz sind auf das was wir geschafft haben und immer noch schaffen, kann es jeder Betroffene, jeder Leser dieses Buches, auch sein.

Wir alle sind Kämpfer, wir sind den ganzen Aufwand wert!
Lasst euch nie etwas anderes einreden, geht weiter! Lasst euch von Schwätzern nicht runterziehen!

Austausch mit Betroffenen ist wichtig
- Isoldes Geschichte

Bei mir wurde im Dezember 2005 die pulmonal-arterielle Hypertonie festgestellt. Da war ich 59 und mit 60 bin ich vorzeitig in Rente gegangen. Mit Abzügen, wegen der kurz vorher in Kraft gesetzten Gesetzesänderung.

Bereits seit 1999 leide ich an Kurzatmigkeit. Meine Familie hatte mich da wenig unterstützt, eher ausgelacht, da sie meine Beschwerden nicht ernst nahm. Wegen der Atemgeräusche verglich man mich mit „Darth Vader". Zuerst hatten die Ärzte die plötzliche Kurzatmigkeit meiner Schilddrüse zugeschoben, in der kalte und heiße Knoten festgestellt wurden. Man nahm also die Schilddrüse bis auf ein bisschen Restgewebe raus. Anschließend spürte ich jedoch keine Besserung meiner Beschwerden.

Eine weitere Untersuchung in der Kardiologie in einem Münchner Herzzentrum ergab im Jahr 2000 keinerlei neue Ansatzpunkte. Der zuständige Arzt wollte mich nicht weiter untersuchen, da ich zu dem Zeitpunkt noch geraucht habe. Er hat aber in seinem Bericht geschrieben, dass mir nichts fehle! Ich sollte also gesund sein! Dabei konnte ich wegen der Atemnot in meinem Beruf keine Vorträge mehr halten. Meine Kollegen hatten kein Verständnis dafür. Man sah mir ja meine Krankheit nicht an.

Im Jahr 2002 hatte ich diverse Untersuchungen mit langwieriger entsprechender Behandlung in einer großen Lungenarzt-Praxis. Schließlich wurde dort die Diagnose „allergisches Asthma" gestellt. Trotz diverser Atemsprays, die mir daraufhin verschrieben wurden, verspürte ich keinerlei Besserung. Das Gegenteil war der Fall, meine Beschwerden wurden immer schlimmer. Ich brauchte ewig, um die Treppen raufzusteigen.

Mittlerweile war ich entnervt und davon ausgegangen, dass ich mir das alles nur einbilde. Ich habe mir also „langsames Gehen" etc. angewöhnt. Plötzlich bekam ich Wassereinlagerungen in den Beinen, insbesondere am rechten Knöchel. Hier bekam ich dann von meiner

Hausärztin ein Entwässerungsmittel, das ich täglich einnehmen musste.

Im Jahr 2005 wurde ich das erste Mal plötzlich ohnmächtig und habe mich dabei nicht unerheblich verletzt. Ich wurde mit dem Notarzt in ein großes Klinikum in München gebracht und hatte das große Glück, an einen Arzt zu geraten, der sofort Lungenhochdruck nach beidseits stattgehabten ausgeprägten Lungenembolien, diagnostizierte. Bei der PH durch Lungenembolien handelt es sich um eine Sonderform, die CTEPH, die als einzige pulmonale Hypertonie durch eine Operation grundsätzlich in einigen Fällen geheilt werden kann. Das wusste ich zu dem Zeitpunkt noch nicht. Zu der Diagnose gesellte sich noch eine Trikuspidalklappeninsuffizienz Grad II – III, eine chronische Partialinsuffizienz sowie der Verdacht auf persistierendes Foramen Ovale nach transösophagealem Herzecho.

Die Werte waren schlecht (mPAP 43 mmHg, PVR 11,6 WE, HZV 3,1 l/min). Die Krankheit hatte also schon das Herz angegriffen.

Es wurden alle Untersuchungen durchgeführt. Ultraschall, Rechtsherzkatheter, Lungenszintigrafie, CT und MRT. Bei der Diagnose wurde mir auch gesagt, dass der Lungenhochdruck eine sehr schwere Krankheit sei. Medikamente hierfür gebe es bisher keine, lediglich für Entwässerung und Blutverdünnung.

Ich war geschockt, da ich erfahren hatte, dass die Betroffenen daran wie die Fliegen sterben. So habe ich ins Internet geschaut und einen Schweizer Verein gefunden, der die Krankheit erklärt hat. Ich hätte nie damit gerechnet, dass ich eine Lungenkrankheit haben könnte. Erst viel später habe ich erfahren, dass das auch erblich sein kann. Meine Schwester ist später an einer Embolie verstorben. Meine Familie war außer sich vor Sorge. Es stand zu befürchten, dass ich operiert werden muss. Damals sind noch die Meisten nach der OP verstorben. Das sagte man mir natürlich in der Klinik nicht.

Ich war irgendwie auch erleichtert, dass endlich die richtige Diagnose da war und man mich nicht mehr als Simulantin verspotten konnte. Mein Arzt verordnete mir sofort Phenprocoumon zur Blutverdünnung und Torasemid zur Entwässerung. Außerdem musste ich mich sofort einer Langzeit-Sauerstoff-Therapie unterziehen. Eineinhalb Jahre lang bekam ich Sauerstoff geliefert, den ich mindestens 16 von 24 Stunden nehmen musste. Später bekam ich auch meinen

Schwerbehindertenausweis mit einem Grad von 80.

Ein weiterer Termin im Februar 2006 ergab, dass es dringend notwendig war, dass ich mich einer pulmonal-arteriellen Thrombenateriektomie unterziehe. Diese schwierige Operation, bei der die Blutgerinnsel aus der Lunge entfernt werden und damit die Hindernisse, die den Hochdruck verursachen, beseitigt werden, machte aber nur der Chef der Herzchirurgie. Nach einer kurzen Bedenkzeit habe ich mich mangels Alternative im April 2006 dazu entschlossen dieser schwierigen Operation zuzustimmen. Ich war bei einem der besten Herzchirurgen, die es weltweit gab, in besten Händen.

Während der OP gab es trotzdem leider Komplikationen. U.a. erlitt ich eine Gehirnblutung, da sich ein Thrombus aus der Lunge gelöst hatte und ins Hirn wanderte.

Nachdem ich anschließend etliche Wochen im Koma lag, wurde ich im Juni 2006 als schwerer Pflegefall in die Neurologische Klinik Bad Aibling verlegt. Hier wurde ich in langem stationärem Aufenthalt gesund gepflegt. Ich hatte anschließend große Probleme mit meinem Gedächtnis und musste neu gehen lernen usw. Gleichgewichtsprobleme habe ich bis heute.

Mittlerweile habe ich nur mehr eine leichtgradige pulmonale Hypertonie. Seit 2014 gibt es mittlerweile mit Riociguat auch einen speziellen Arzneistoff für die CTEPH, den ich neben der Blutverdünnung und Entwässerung nehmen muss. Außerdem ist mir die Sauerstoff-Therapie geblieben. Aber es geht mir wieder gut.

Ich kann nur allen Betroffenen raten, nicht auf Ärzte zu hören, die gleich eine Diagnose parat haben, ohne weitere Untersuchungen zu veranlassen. Man sollte nur den Erfahrungen der Ärzte in einem Krankenhaus vertrauen und am besten gleich ins PH-Zentrum gehen. Eine sehr engagierte und tolle Krankenschwester hat mich in der Reha wieder aufgebaut und natürlich auch die Familie. Sonst hätte ich das alles wohl nicht geschafft. Das Umfeld ist sehr wichtig und die optimale Betreuung. Heute ist das OP-Risiko bei der CTEPH viel geringer und es ist auch super, dass man im Internet mittlerweile so viel erfährt. Ich bin in einer Patientengruppe in München und der Austausch mit anderen Betroffenen ist mir sehr wichtig. Auch dass ich meinen Professor jederzeit fragen kann und er sich immer Zeit nimmt.

Ich nehme es nicht hin ohne Zukunft zu sein
- Amys Geschichte

Die Vermutung einer PH äußerte mein Internist im Mai 2014 bei einer Echokardiografie. Ich war 70 Jahre alt, verheiratet und hatte einen Sohn. Wegen meiner Knochenmarkserkrankung „Myelodysplasdisches Syndrom" (MDS) war ich bereits seit langem frühpensioniert.

Da ich bei geringster Anstrengung hyperventilierte, also zu rasch atmete, was sich bei schnellem Fortbewegen und Treppensteigen verdeutlichte, wurde ich wiederholt zum Lungenfunktionstest geschickt. Dieser bestätigte jedoch ein außergewöhnlich gutes Lungenvolumen, so dass die Beschwerden als Auswirkungen meiner Blutarmut interpretiert wurde.

Auf Anraten einer Ärztin suchte ich schließlich einen Kardiologen auf, obwohl mein Blutdruck gleichmäßig niedrig und das EKG scheinbar unauffällig war. Der Kardiologe entdeckte dann beim Utraschall des Herzens tatsächlich ein Problem der rechten Herzkammer, tippte auf einen Lungenhochdruck und schickte mich in eine Lungenspezialklinik. Hier wurde die Vermutung bestätigt und nach CT und Rechtsherzkatheter - erst unter Ruhe und dann unter Fahrradbelastung - eine besondere Form der PHs, eine CTEPH, festgestellt, also eine chronisch thromboembolische pulmonale Hypertonie, bei der wiederholt Blutgerinnsel in die Lungenarterien eingeschwemmt werden, die Lungenembolien bewirken.

Einerseits war ich froh, dass „das Kind nun einen Namen" hatte, aber auch erschreckt zu erfahren, dass ich Mikroembolien hatte ohne es zu bemerken und wie ernst diese Erkrankung ist. Auch die Befürchtung, dass weitere hinzukommen könnten, ängstigte mich.

In einer weiteren Spezialklinik zeigte sich bei einer pulmonalen Angiographie, dass sich die Mikroembolien in den feinen Ästen der Lungenspitzen befinden. Somit bekam ich bescheinigt, dass ich inoperabel bin. Auch von einer Aufdehnung eines größeren verschlossenen Astes wurde abgeraten. Wohl auch, weil der inzwischen in Deutschland zugelassene und verordnete Arzneistoff Riociguat meine

Leistungsfähigkeit spürbar verbesserte und ich nicht bei der geringsten Anstrengung hyperventilierte.

Mit dem Gerinnungshemmer Phenprocoumon sollen weitere Ereignisse vermieden werden. Den INR-Wert der Blutverdünnung messe ich selbst, er hält sich recht konstant bei 2,5.

Im Internet fand ich den Selbsthilfeverein ph e.v., der in Frankfurt jährlich einen Kongress über Lungenhochdruck veranstaltet, der glücklicherweise gerade anstand. Durch die Vorträge bekam ich eine Fülle von Informationen und auch die Gespräche mit Betroffenen halfen mir sehr.

Seit dem Auftauchen der ersten Symptome dauerte es bis zur richtigen Diagnose sicherlich mehrere Jahre, insbesondere weil meine Probleme mit der Anämie, die mit der MDS einhergehend, assoziiert wurden. Wegen meiner mangelnden Leistungsfähigkeit und Infektanfälligkeit wurde ich bereits mit 46 Jahren als Lehrerin frühpensioniert. Auch diese Krankheit ist nicht heilbar und verbunden mit der Gefahr, in eine akute Leukämie (AML) überzugehen. Somit sind regelmäßige Blutkontrollen und auch Knochenmarkspunktionen erforderlich. Die einzige Chance stellt eine Stammzell- oder Knochenmarktransplantation dar, für die ich aber zu jener Zeit bereits zu alt war. Heute sind diese bis ins höhere Alter möglich. Bisher habe ich noch keine Bluttransfusionen benötigt und ich nehme auch keinerlei Nahrungsergänzungsmittel. Rat-"schläge" hierzu gibt es jedoch genügend.

Vor meinem ersten Arztgang, den darauf folgenden Untersuchungen und der Diagnosestellung, hatte ich mir von einer Versetzung in eine näher gelegene Schule eine Entlastung erhofft, was sich aber als eine grundlegende Fehlentscheidung herausstellte. Das Kollegium kannte mich nicht und war davon überzeugt, es mit einer Hypochonderin zu tun zu haben. Ich wurde allen Ernstes gefragt, wie ich es denn angestellt habe, vorzeitig aus dem Schuldienst entlassen zu werden! Das hat mich ungemein verletzt. Ich kannte deren Lebenswunschvorstellungen nicht, für mich jedoch war dieser Schritt ein Fall in ein schwarzes Loch! Alle meine Freundinnen waren berufstätig, die Familie aushäusig, niemand hatte Zeit, nicht einmal für ein Telefongespräch. Die Infektanfälligkeit schränkte mich zusätzlich ein. So saß ich denn allein daheim, nur der Garten rings um unser Haus half mir, er ist und bleibt neben Singen und Lesen mein liebstes

Hobby.

Glücklicherweise kauft mein Mann gerne ein und die Zugehfrau erledigt das Gröbste. Nach den Entspannungsübungen nach Feldenkrais habe ich für mich Qigong entdeckt, was mir mit seinen ruhigen Bewegungen physisch und psychisch gut tut. Erklärungsprobleme habe ich nach wie vor, z.b. warum ich hier und dort nicht teilnehme, Gruppenfahrten meide, da ich doch vermeintlich sooo fit sei und gesund aussehe! Ich hasse es bemitleidet zu werden und bin immer wieder verärgert darüber, mich zu Erklärungen hinreißen zu lassen, was MDS oder CTEPH bedeutet. Es stößt auf kein Verständnis.

2013, ein Jahr nach einer größeren OP wurde der Lungenhochdruck diagnostiziert. Wobei nicht geklärt wurde, ob dieser mit meinen hohen Thrombozytenwerten und oder auch mit der OP zusammenhängt.

Mit Riociguat, einem gefäßerweiternden Wirkstoff, der gerade zu diesem Zeitpunkt in Deutschland zugelassen worden war, kann ich mich seit Behandlungsbeginn normal bewegen, ohne zu hyperventilieren. Ich kann wieder Spazieren gehen sowie einige Treppen steigen. In regelmäßigen Kontrollen absolviere ich den Sechsminuten-Gehtest, die Lungen- und Herzwerte bei der Spiroergometrie, das Rechtsherzecho und die Lungenfunktionsprüfung mit zufriedenstellenden und relativ gleichbleibenden Ergebnissen.

Um zu lernen meine Belastungsfähigkeit einzuschätzen und zu verbessern, strebe ich momentan eine Reha in einer auf PH spezialisierten Klinik an. Alle Tätigkeiten sind mit Anstrengung verbunden, was auch mit meiner zweiten Krankheit zu tun hat und schlecht zu trennen ist. Gut tut mir ein möglichst ruhiges und nicht langweiliges Leben, frei von unnötigem Stress und von Allem, was zu Ansteckungen, also Infekten, führen könnte. Fern- und Flugreisen meide ich. Gerne sind wir an der östlichen Ostsee mit seinen Waldstreifen und dem wohltuenden Klima. Zudem ist unsere Umgebung schön und abwechslungsreich und unser Nachbarhund animiert zum Spazieren gehen.

Bei Erhalt der Diagnose sollte sich niemand scheuen eine Zweitmeinung einzuholen und einen Arzt suchen, der kompetent und vertrauenswürdig ist. Sich gut aufgehoben zu fühlen hilft. Zweifel an der Diagnose oder Behandlung stellen eine unnötige Belastung dar.

Mir hilft es, mich nicht ständig mit den Werten aus den Untersuchungen befassen zu müssen und mich fallen lassen zu können, was aber nur möglich ist, wenn einem kompetente, verständnisvolle Ärzte und überhaupt Fachkräfte zur Seite stehen.

Die Autorin Gudrun Pausewang fand für mich die richtigen Worte:
„Ich nehm's nicht hin, ohne Zukunft zu sein!
Dagegen will ich mich wehren.
Ich werde die Hoffnung in dieser Welt,
so heftig ich kann, vermehren."

Mein zweites Leben - Brunos Geschichte

Die ersten Anzeichen für eine Erkrankung, die sich mit nachlassender Leistungsfähigkeit zeigten, hatte ich schon im Jahr 1996. Die Schuld wurde dem Stress im Alltag zugesprochen Im Jahr 1998 war ich 41 Jahre alt und wohnte mit meiner Frau und unseren drei Kinder in Zürich, dort wo alles begann und auch der Start für mein zweites Leben sein sollte.

Nach einem guten Nachtessen mit meiner Familie bekam ich am 13. März 1998 nach einem kurzen Sprint auf einer Strasse mit leichter Steigung keine Luft und wurde bewusstlos. Nach ca. drei Minuten, als ich wieder zu mir kam, versuchte ich aufzustehen und wurde gleich wieder bewusstlos. Ein dritter Versuch scheiterte ebenfalls. Meine Familie organisierte daraufhin sofort einen Notfallwagen, der mich ins nahe gelegene Spital der Stadt Zürich einlieferte. Auf der Notfallstation wurden einige Tests durchgeführt, u. a. Röntgen, Belastungs-EKG, Ultraschall und diverse Blutuntersuchungen. Doch diese Untersuchungen ergaben keinen speziellen Befund.

Am 02. Mai 1998 wurde ich bei einem Wochenendurlaub in Hamburg nach einer kleinen Anstrengung erneut bewusstlos. Nach meiner Rückkehr meldete ich mich umgehend bei meinem Hausarzt. Bei dem Belastungs-EKG wurde ich nochmals bewusstlos. Mein Hausarzt überwies mich an einen Herzspezialisten, für die weiteren Abklärungen. Dort wurde nochmals ein EKG, Ultraschall, diverse Bluttests und ein 24-Stunden-EKG durchgeführt.

Eine anschließend in einem anderen Spital durchgeführte Lungenszintigraphie und ein erneutes Belastungs-EKG ergaben keine neuen Erkenntnisse. Da ich kaum noch Treppen steigen konnte, überwies mich der Herzspezialist für eine Herzkatheteruntersuchung in das Spital, in dem ich damals mit dem Notarzt eingeliefert wurde. Dort wurde erneut alles kontrolliert. Ein Herzkatheter, eine Spiraltomographie der Lunge sowie eine Ultraschalluntersuchung brachten auch nichts Neues an den Tag. Das Einzige was festgestellt wurde, war eine Vergrößerung der rechten Herzkammer und ein erhöhter pulmonalarterieller Druck.

Für eine spezielle Untersuchung wurde ich ins Unispital der Stadt Zürich überwiesen. Bei der Untersuchung mit einem Rechts-Herzkatheter, konnte man einen erhöhten Druck von 95 mmHg in den Pulmonalarterien feststellen. Bei gleichzeitiger Inhalation mit einem Prostazyklin-Anologon, konnte eine Reduktion des Druckes erzielt werden.

Auf Grund dieser Messungen wurde mir die Diagnose primäre pulmonale Hypertonie gestellt. Diese Diagnose war wie ein Schlag ins Gesicht. Sollte ich doch ab sofort keinerlei Sport oder Tätigkeiten mit größerer Anstrengung betreiben können. Bis vor Kurzem konnte ich alle meine sportlichen Tätigkeiten ohne Probleme betreiben. Ich merkte aber schon schnell selber, dass ich keine Leistung mehr erbringen konnte. Treppen oder eine Straße mit leichter Steigung konnte ich nur noch mit großer Mühe bewältigen. Meine bisherige Arbeit konnte ich auch nicht mehr voll ausüben. Durch diese Krankheit konnte ich nur noch maximal 50 Prozent arbeiten. Mein Arbeitgeber bot mir eine Tätigkeit als PC- Supporter an, bei der ich keiner größeren Belastung ausgesetzt war. Nach einem halben Jahr musste ich aber auch mit dieser Arbeit aufhören.

Ab meiner Entlassung aus dem Universitätsspital begann ich mit der Therapie der schweren pulmonalen arteriellen Hypertonie. Damals gab es noch keine Medikamente mit Zulassung. Wir mussten uns einen Anwalt nehmen damit die hohen Kosten von der Krankenkasse übernommen wurden.

In dieser Zeit lernte ich Bruno Kopp übers Internet kennen, der auch mit den dazumal futuristischen Inhaliergeräten seine Therapie machte. Ich konnte bei ihm solches Material bestellen, da es diese speziellen Geräte in der Schweiz nicht gab. Durch die Inhalation mit Iloprost konnte sowohl der Druck als auch der Widerstand in den Pulmonalarterien leicht gesenkt werden. Gleichzeitig stieg auch das Herzzeitvolumen, wodurch eine Verbesserung der körperlichen Leistungsfähigkeit erreicht wurde.

Im Laufe der nächsten anderthalb Jahre wurde mein Allgemeinzustand aber immer leicht schlechter. In dieser Zeit hatte ich einige Ohnmachtsanfälle, bei denen ich aber immer großes Glück hatte. Nur einmal mussten wir einen Notarzt herbeirufen, da wir bei einer Blutung nicht abschätzen konnten, ob wir sie selber stillen konnten.

Mitte 1999 hatte ich einen Ohnmachtsanfall, wobei sich mein Ruhepuls von 160 nicht mehr senkte. Ich wurde mit dem Notfalltransport ins Spital eingeliefert, wo ein Vorhofflimmern der Herzkammer diagnostiziert wurde. Man konnte den normalen Herzrhythmus mit mit einer elektrischen Kardioversion (Elektroschock) und anschliessend mit Amiodaron wiederherstellen.

Seit dieser Zeit verschlechterte sich mein Allgemeinzustand immer mehr. Als mir meine Lebensqualität nicht mehr ausreichte, beschlossen wir in der Familie, dass ich mich für eine Lungentransplantation anmelden sollte.

Nach einer zweiwöchigen Generaluntersuchung wurde ich am 19. November 1999 auf die Transplantationsliste aufgenommen. Mit einem Pager ausgerüstet konnte ich anschließend wieder nach Hause.

Im neuen Jahr hatte ich erneut einen Ohnmachtsanfall und mein Zustand verschlechterte sich nochmals zusehends. Ich konnte kaum mehr als zwanzig Meter zu Fuß gehen. Die tägliche Körperpflege konnte ich nur noch unter größter Anstrengung bewältigen. Mein Herz war inzwischen schon so schlecht, dass schon beim Wasserlassen ein Ohnmachtsanfall ausgelöst, werden konnte. Nur durch den großen Einsatz und die Unterstützung meiner Familie blieb ich guter Hoffnung.

Am 18. Januar 2000 erhielt ich den erlösenden Anruf der Koordinationsstelle, dass eine passende Lunge für mich gefunden wurde. Innerhalb einer Stunde standen wir in der Notaufnahme des Universitätsspitals. Am 19. Januar um 1 Uhr nachts wurde ich in den OP geschoben. Die heikle und komplexe Lungentransplantation ist oft die einzige noch mögliche Therapieform, die eine Besserung verspricht. In einer sechsstündigen Operation wurde mir die komplette Lunge ausgetauscht. Am gleichen Tag um 21 Uhr konnte ich schon das erste Mal mit meiner Frau telefonieren. Nach dem dritten Tag wurde ich auf die normale Station verlegt. Der problemlose Eingriff und die sehr gute Genesung ermöglichten es, dass ich schon nach drei Wochen Spitalaufenthalt nach Hause gehen konnte.

Nun begann für uns alle ein neuer Lebensabschnitt. Die enorme Belastung für meine Familie wurde dadurch einiges kleiner. Für mich selber begann ein neues Leben. Konnte ich doch gleich wieder einige

Treppen steigen und größere Distanzen zu Fuß gehen. Natürlich hatte ich nach zwei Jahren Untätigkeit keine Kondition mehr. Langsam musste diese durch Spaziergänge und Standradfahren wieder aufgebaut werden.

Nach der Transplantation musste ich alle ein bis zwei Wochen zur ambulanten Kontrolle ins Universitätsspital gehen. Im ersten halben Jahr wurde einmal pro Monat eine Biopsie der Lunge durchgeführt, wodurch man eine entstehende Abstoßungsreaktion frühzeitig feststellen kann. Bei der zweiten und dritten Untersuchung hatte ich auch eine kleine Abstoßung, die man mit entsprechenden Medikamenten behandeln konnte. Die nächsten Untersuchungen waren alle in Ordnung.

Nach der Transplantation muss man ein Leben lang immunsuppressive Medikamente einnehmen. Aufgrund der Immunsuppression wird man auch anfälliger auf Infektionskrankheiten, deshalb kommen noch einige andere Medikamente dazu. Die regelmäßige Einnahme der Medikamente und das tägliche Überwachen der Lungenfunktionen sind eine Grundvoraussetzung für einen guten Gesundheitszustand.

Inzwischen trainiere ich zweimal pro Woche im Universitätsspital, um meine Kraft, Ausdauer und Muskelkoordination zu verbessern. Etwa alle sechs Wochen muss ich nun noch zur Kontrolle ins Spital. Dabei werden diverse Blutuntersuchungen und eine große Lungenfunktion durchgeführt. Anschließend werde ich noch von Kopf bis Fuß genauestens durch den zuständigen Pneumologen untersucht. Sollte sich dabei nur das kleinste Zeichen einer Infektion oder sonstiger Unregelmäßigkeit bemerkbar machen, muss dies zusätzlich überprüft und wenn nötig mit entsprechenden Medikamenten oder Therapie behandelt werden.

Unter den transplantierten Lungen-Patienten hat sich inzwischen schon ein sehr gutes Verhältnis aufgebaut. Jeden Monat treffen wir uns im Uni-Spital zu einer Weiterbildungsveranstaltung, bei der jedes Mal ein von uns ausgewähltes Thema von den Ärzten vorgetragen wird. Der gegenseitige Austausch von Informationen kommt sowohl uns Patienten als auch dem Spital zugute.

Da es in der Schweiz praktisch weder private Anlaufstelle noch Informationsquellen zur pulmonalen Hypertonie gab, entschloss ich mich, meine Erfahrungen allen Betroffenen zur Verfügung zu stellen. 1998 suchte ich Kontakt zu anderen Patienten in der Schweiz mit pulmonaler Hypertonie und ich konnte zwei Treffen organisieren, bei denen wir uns gegenseitig aussprechen konnten. Leider konnten wir diese nicht weiterführen, da es den meisten Betroffenen gesundheitlich nicht mehr möglich war, an einem Treffen außerhalb ihres Wohnortes teilzunehmen. Da aber der Wunsch zur Kommunikation von allen doch sehr groß war, registrierte ich deshalb im Februar 2000 die PPH-Selbsthilfegruppe Schweiz (SPHV).

Auf meiner Webseite versuche ich allen Betroffenen und interessierten Personen, eine Plattform für Informationen und die Möglichkeit zur Kontaktaufnahme zu bieten. Persönliche Beiträge von Patienten, Angehörigen und Ärzten vermitteln so ein breites Wissen über diese Krankheit. Spezielle Termine von Veranstaltungen zum Thema pulmonale Hypertonie, sowie Links zu anderen Webseiten, runden das Ganze ab.

Da eine optimale Versorgung von Patienten mit PH von einer frühzeitigen Diagnose und Therapieeinleitung abhängig ist, versuche ich mit anderen gleichgerichteten Organisationen in Europa Hausärzte über dieses Krankheitsbild zu informieren und Ihnen einen Leitfaden zur Diagnostik zur Verfügung zu stellen.

Ende August 2001 startete ich mit einer Mailing-Aktion, bei der ca. 6500 Briefe, diversen Lungenfachärzten in der Schweiz zugestellt wurden. Diejenigen Ärzte, die noch zusätzliche Unterlagen zum Krankheitsbild der PH wünschten, konnten sich anschliessend bei mir melden. Das Interesse war recht gross, denn über 200 ca. 3% bestellten den Diagnostikleitfaden und zusätzliche Unterlagen über dieses Krankheitsbild.

Ich hoffe, dass es mit unseren Aktionen und weiterer Präsenz im Internet und Publikationen in anderen Medien zu einer Verbesserung und schnelleren Diagnose kommen wird.

Im September 2003 wurde der ESC (Europäischer Ärzte Kongress) in Wien durchgeführt. Alle bestehenden europäischen PH-Vereine waren mit mindestens einer Person an einem Stand vertreten. Wir konnten so die anwesenden Ärzte zum Thema Lungenhochdruck informieren. Das Interesse war sehr hoch und es gab sehr gute Gespräche. An diesem Anlass wurde auch der PH-Europe gegründet.

Wir waren also eines der Gründungsmitglieder.

Am 15.01.2010 entstand in Olten aus der Selbsthilfegruppe der „Schweizer PH-Verein für Menschen mit pulmonaler Hypertonie" (SPHV). Die Webseite ist:

lungenhochdruck.ch.

Im Jahr 2000 habe ich auch eine Webseite zum Thema Lungentransplantation erstellt, die nach vier Jahren zu einem Verein führte. Auf **novaria.ch** sind alle Informationen über die Lungentransplantation zu finden.

Seit der Transplantation sind nun schon über 22 Jahre vergangen, ich gehöre jetzt zu den Langzeitüberlebenden.

Man hätte es wissen können - Christophs Geschichte

Das erste Mal als ich mit Atemnot im Kantonsspital im meinem Wohnort war, war Anfang Dezember 2011. Ich war gerade 30 Jahre alt und hatte eine leitende Stelle im Detailhandel für Elektrohaushaltsgeräte. Bis heute wohne ich in einem Haus mit meiner Mutter und meiner Schwester. Damals war ich in einem Spital in meiner Region und dort wurde ein Lungenfunktionstest und eine Spiroergometrie gemacht, jedoch kein Herzultraschall. Eine Woche später musste ich nochmal zum Arzt gehen zur Besprechung. Dort hieß es, es sei alles in Ordnung, ich bräuchte kein Sauerstoffgerät, sondern es sei alles psychisch bedingt. Ich sei kerngesund und solle mich an die Psychiatrie wenden, also in eine geschlossene Anstalt gehen. Das tat ich aber nicht.

Mein Zustand wurde in den folgenden Monaten immer schlimmer, ich hatte immer weniger Luft. In meiner beruflichen Tätigkeit musste ich auch schwer tragen. Es mussten Waschmaschinen zum Kunden geliefert werden, da musste ich bis 100 Kilos mit der Sackkarre ins Auto laden. Das war einfach eine Katastrophe und ich denke, diese schwere Arbeit hat meinen Zustand rapide verschlechtert. Meine Atemnot nahm ständig zu und beim Autofahren hatte ich sogar mehrfach einen Sekunden-Schlaf, bei dem ich zum Glück keine Unfälle hatte. Ich konnte auf der Arbeit immer weniger leisten und war immer erschöpfter. Immer wieder musste ich stehenbleiben und schnaufen.

Anfang 2013 wurde es mir etwa zehn Sekunden lang schwarz vor Augen und ich bin zusammengeklappt im Geschäft. Ich bin dann auf dem Boden aufgeschlagen und da wurde ich wieder wach. Der Hausarzt hat später einen Bluttest gemacht und gemeint, da sei alles in Ordnung. Meine Blutwerte seien die eines Spitzensportlers. Doch er gab schließlich zu, dass irgendetwas nicht stimmen könne wegen meiner Atemnot. Ich erzählte ihm dann, dass meine Schwester zehn Tage nach einer Lungentransplantation an einer Ammoniakvergiftung gestorben war. Sie hatte PH. Die pulmonale Hypertonie liegt bei uns in der Familie. Mein Vater ist auch daran gestorben. Doch 2004 sagten mir die Ärzte in Zürich noch, die PH sei nicht vererbbar.

Nachdem mein Hausarzt mich fragte, ob ich denn einen Herzultraschall gemacht habe, musste ich das verneinen. Er rief dann im Spital an, erklärte dem zuständigen leitenden Arzt meine familiäre Situation und vereinbarte einen neuen Termin. Der leitende Arzt der Kardiologie des Zentrumspital sagte ganz klar, dass ich nie wieder arbeiten könne und einen Grad der Schwerbehinderung von 100 Prozent habe. Er werde dies auch im Austrittsbericht wie auch im Bericht an die IV-Stelle, ganz klar schreiben.

Im Dezember 2013 war ich dann wieder im Spital und der gleiche Arzt, der zwei Jahre vorher die Lungenfunktionsprüfung gemacht hatte und dann meinte, ich sei psychisch krank, hat nun endlich den Herzultraschall gemacht, den er damals eigentlich schon hätte machen müssen. Anschließend meinte er nur lapidar, es sei nun „etwas da". Als ich ihm vorhielt, dass er das vor zwei Jahren auch schon erkennen hätte müssen, sagte er nichts mehr. Mitte Dezember 2013 wurde ich dann in ein Zentrumsspital eingeliefert. Endlich wurde auf der Intensivstation ein Herzkatheter gemacht und mir wurde gesagt, ich müsse bis Weihnachten im Spital bleiben und könne nicht nach Hause. Der mPAP lag bei 65 mmHg. Ich war mit meiner IPAH schon in WHO-Funktionsklasse III. Es wurde schließlich festgelegt, dass ich immer noch 50 Prozent arbeiten könne. Beim Sechs-Minuten-Gehtest kam ich gerade noch 398 Meter weit. Eine Wiedereingliederung in das Berufsleben erschien mir nicht möglich. Ich schlief schlecht, auch wegen meiner Schlafapnoe. In der Früh fühlte ich mich immer wie gerädert. Nach dem Schlaflabor bekam ich zunächst Sauerstoff über einen Sauerstoffkonzentrator mit der Nasenbrille und da das nicht ausreichte und die Sauerstoffsättigung nur noch bei 84 Prozent lag mit vier Atemaussetzern pro Minute, bekam ich dann das CPAP-System mit der Maske.

Die Diagnose an sich habe ich sehr unaufgeregt aufgenommen, da ich für mich schon lange wusste, dass etwas nicht stimmt. Ich hatte ja bei meinem Vater und meiner Schwester die gleichen Symptome erlebt. Ob ich mich einmal transplantieren lasse, wie meine Schwester, weiß ich noch nicht. Mit Tadalafil, das ich zuerst bekommen hatte und später dem Bosentan dazu, hat sich mein Zustand stabilisiert. Der leitende Arzt der Kardiologie sagte mir, ich werde nun nie mehr arbeiten gehen. Aufgrund meiner Schilderungen hat das Kantonsspital herausgefunden, dass ich die Krankheit vermutlich schon seit 2007 hatte, als die ersten Symptome kamen. Spätestens 2011 hätte man es diagnostizieren können.

Ich habe zwar keine Pflegestufe, doch wenn ich alleine im Haus wäre, könnte ich den Haushalt nicht mehr selbst bewältigen. Wir haben einen Garten und Rasenmähen geht gar nicht mehr. Nach dem Staubsaugen muss ich mich eine Stunde ausruhen. Ansonsten helfen mir Mutter und Schwester. Wenn ich alleine leben müsste, bräuchte ich eine barrierefreie Wohnung. Die Treppe in unserem Haus schaffe ich gerade noch. Tagsüber brauche ich auch noch keinen Sauerstoff, da die Sättigung noch zwischen 95 und 98 Prozent liegt. Bei meiner REHA 2018 wurde festgestellt, dass bei mir bei Anstrengung die Sauerstoffsättigung steigt und nicht sinkt, wie bei vielen anderen. Ich weiß aber, dass ich irgendwann eine Langzeit-Sauerstoff-Versorgung benötigen werde. Es ist nur eine Frage der Zeit. Der Gehtest hat sich unter der Behandlung zwar um etwa 100 Meter verbessert, doch ich bin rascher erschöpft und an der WHO-Funktionsklasse III hat sich nichts geändert.

Nachdem die IV-Stelle eine Wiedereingliederung in die Arbeitswelt für 50 Prozent für zumutbar hielt, musste ich zum Vertrauensarzt. Das war aber gar nicht möglich, wie es auch mein Chef damals dem Arzt erklärt hatte. Schließlich musste ich da ja Treppen steigen, was ich schon nicht mehr konnte. Der leitende Arzt der Kardiologie des Zentrumspitals bescheinigte mit ebenfalls, dass eine Berufstätigkeit nicht mehr möglich ist.

Ein halbes Jahr später wurde mir die Erwerbsunfähigkeit zu 100 Prozent anerkannt. Doch das wird laut Bundesgesetz regelmäßig überprüft in der Schweiz. Die ersten fünf Jahre hatte ich Ruhe und seitdem muss ich alle zwei Jahre einen ärztlichen Bericht einschicken, dass sich nichts geändert hat.

Im Jahr 2016 wurde das Bosentan durch Macitentan ersetzt, das man nur einmal täglich nehmen muss. Das Macitentan wirkt besser, wenn man es verträgt, und es steigert die Lebenserwartung theoretisch. Doch 2018 wurde mein Zustand plötzlich viel schlechter. Ich hatte viel mehr Mühe mit dem Atmen beim Gehen. Daraufhin wurden im Zentrumsspital wieder Belastungstests gemacht und ich bekam als dritten Wirkstoff Selexipag verordnet. Nach langsamer Steigerung habe ich das Maximum von 1600 mg toleriert. Mein Zustand hat sich daraufhin wieder stabilisiert. Meine Gehstrecke war dann wieder bei 440 Metern. Im Juni 2019 wurde dann das Selexipag ersetzt durch

Treprostinil. Diesen Wirkstoff bekomme ich über eine in das Bauch-
gewebe implantierte mechanische Pumpe, die einmal im Monat aufgefüllt wird, ständig direkt in die Herzkammer zugeführt. Da ich das
Selexipag vorher genommen hatte, hatte ich keine Schmerzen mit
dem Trepostinil. Man hat mir gesagt, dass ich etwa zehn bis fünfzehn
Jahre mit dem Trepostinil leben kann, ohne mich mit einer Transplantation auseinandersetzen zu müssen. Es gibt allerdings Betroffene, die
mit so einer Pumpe schon zwanzig Jahre leben. Mittlerweile bekomme ich auch Psychopharmaka gegen Depressionen, da ich Probleme
damit hatte, nicht mehr arbeiten gehen zu können. Damit geht es mir
gut. Ich habe auch noch Kontakt mit ein paar alten guten Kollegen.

Es ist auch so, dass Menschen, die einen nicht so gut kennen, die
Krankheit nicht glauben, da man ja schließlich nicht krank aussehe.
Ich habe keinen Sauerstoff und mir fehlt kein Arm oder so. Da sagen
einige, ich sei ein Simulant und könne schon arbeiten, wolle das aber
nicht. Wenn man es ihnen erklärt, kommen dann Antworten, wie
„Man muss nur anders atmen, dann geht das schon!". Solche Leute
gibt es halt überall. Doch es sind die Wenigsten. Die Meisten haben
Verständnis.

Dank der Medikamente bin ich stabilisiert und ich fühle mich
auch in guten Händen. Meine Mutter ist jetzt über 75 und wenn sie
einmal nicht mehr da ist, gehe ich mit meiner Schwester in eine barrierefreie Wohnung. Das Haus kann ich dann nicht übernehmen, das
wäre mir viel zu viel. Ich darf und kann noch Auto fahren und so mache ich viel Tagesausflüge. Fliegen darf ich ja nicht mehr. Die Som-
merhitze ist halt für mich eine Katastrophe. Seit ich die PH habe, er-
trage ich die Hitze gar nicht mehr. Die Pumpe gibt auch bei Hitze
mehr Wirkstoff ab, so dass man hier aufpassen muss und sich nicht
der Sonne aussetzen soll. Da muss man dann eventuell nach drei Wochen schon zum Auffüllen gehen. Ich bin sehr zufrieden mit den Ärzten, nachdem ich einmal das Spital gewechselt habe. Nun haben wir
auch in der Schweiz gute REHA-Kliniken. Früher musste man da
nach Deutschland fahren. Die REHA tat mir sehr gut, da ich hinterher
mehr laufen konnte. Für 2020 wurde mir erneut eine REHA bewilligt.

Ich kann jedem nur raten, sich zu wehren, wenn ein Arzt meint,
man müsse nichts machen, kein Herzultraschall oder weitergehende
Untersuchungen, wenn man Symptome wie Kurzatmigkeit hat. Man
soll auch nie die Hoffnung verlieren, sich nicht im Haus verkriechen
sondern hinausgehen und schöne Sachen unternehmen, wie Tages-

ausflüge. Man soll positiv denken. Jeder Fall ist anders und jeder re-agiert auch auf Medikamente anders, doch es gibt für die Meisten eine Lösung und wir dürfen dankbar sein in einem Land mit so guter Versorgung leben zu dürfen. Leuten, die mit ihrem Schicksal hadern und lamentieren, sage ich immer, sie sollen froh sein, in der Schweiz zu leben. In anderen Ländern wären sie vielleicht schon tot. Die Versorgung in anderen Ländern ist bei weitem nicht so gut wie in der Schweiz und man hat hier keine weiten Wege zu einem PH-Zentrum.

Todkrank auf einen Schlag - Michaelas Geschichte

Im Sommer 1999 merkte ich zum ersten Mal, dass irgend etwas nicht in Ordnung war. Wenn ich mit dem Fahrrad unterwegs war, Treppen hochstieg oder kleine Anhöhen hochging, blieb mir die Luft weg. Ich machte einen Termin aus beim Lungenfacharzt. Nach den Untersuchungen meinte dieser, es sei Anstrengungsasthma. Aber ich sollte trotzdem noch zu einem Kardiologen zur Abklärung gehen. Der machte ein Herzultraschall und auch da war alles in Ordnung. Aber meine Symptome wurden trotz Asthmaspray nicht besser. Nach sieben Wochen hatte ich einen weiteren Termin beim Lungenfacharzt. Dort musste ich auf ein Ergometer, habe dreimal in die Pedale getreten und sollte dann sofort runter vom Fahrrad und ab ins Behandlungszimmer. Der Arzt meinte dann nur, er müsse sich bei mir entschuldigen, ich hätte eine schwerwiegende Erkrankung und solle nochmal zum Kardiologen gehen. Also nochmals Ultraschall beim Kardiologen. Oh ja, da sei was am Herz, meinte er, und er sollte doch eigentlich einen Rechtsherzkatheter machen, aber nein, er machte gar nichts mehr bei mir.

Ich ging wenig später zu meiner Hausärztin. Sie forderte die Unterlagen an und vereinbarte einen stationären Termin in der Uni. Nach langen neun Tagen und unzähligen Untersuchungen stand die Diagnose fest: PAH. Unheilbar und schon fortgeschritten! Die Ärzte in der Uni meinten ich hätte nur noch durch eine Herz-Lungen-Transplantation die Chance weiterzuleben. Sie machten daraufhin für mich einen Termin im Transplantationszentrum aus. Schließlich wurde auch der Schwerbehindertenausweis beantragt. Tja auf einen Schlag war ich todkrank. 100 Prozent Schwerbehinderung mit Merkzeichen aG. Nach der Diagnose habe ich tagelang nur geweint, Ich hatte Angst zu sterben. Was wird aus meiner dreijährigen Tochter?

Im August 2000 war ich dann Rentnerin, ich, die immer gearbeitet hat, auf einmal Erwerbsminderungsrentnerin. Meine Psyche war zu dieser Zeit ganz weit unten, dazu stellten sich noch Panikattacken und Angstzustände ein. Ich bin nachts wach geworden und hatte Angst, dass ich keine Luft mehr bekomme und ersticke. 2001 machte ich eine Psychotherapie. Da lernte ich, dass man von einer Panikattacke nicht stirbt. Meine Tochter sollte von all dem nichts mitbekommen. Es war für mich als Mutter schon schwer genug ihr nichts beibringen zu können was mit körperlicher Belastung zu tun hatte. Kein Fahrradfahren, kein Inliner, kein Schlittschuhlaufen etc.. Aber dank meinen Eltern und Geschwistern klappte es sehr gut. Tja, einen Mann gab es nicht mehr in meinem Leben. Der Vater meiner Tochter hatte sich ein halbes Jahr nach Diagnose von mir getrennt. Kranke Leute passen nicht in sein Leben. Meine Tochter wusste zwar, dass ich krank bin, aber wie schlimm es wirklich ist, erfuhr sie erst als sie alt genug war. Wir zwei haben eine super tolle Mutter- und Tochterbeziehung, wir zwei zusammen schaffen alles.

Im Januar 2000 hatte ich meinen Termin im Transplantationszentrum. Dort sagte man mir, dass ich eine Spenderlunge brauche. Das Herz würde sich nach der Transplantation wieder normalisieren. Nach ein paar Wochen und einigen Untersuchungen stand ich auf der Transplantationsliste. Zum Glück gab es in der großen Klinik einen Arzt, der mich dann anrief. Er sagte sie haben gerade eine Studie am Laufen mit einem Medikament zum Inhalieren und fragte, ob ich da teilnehmen möchte. „Ja klar will ich, bevor ich mir ein Spenderorgan einpflanzen lasse, erstmal alles andere testen!", antwortete ich. Ich wurde dann noch Ende Januar 2000 stationär aufgenommen und es gab auch wieder einige Untersuchungen. Bei einem Rechtsherzkatheter stellte man fest, dass ich gut auf das Medikament anspreche. Also fing ich an jeden Tag neunmal zu inhalieren. Ich fuhr alle drei Monate zur ambulanten Untersuchung in die medizinische Hochschule. Es war echt schwer für mich mit meiner Familie über meine Gedanken und Gefühle zu reden. Ich wollte sie damit nicht noch zusätzlich belasten. Freunde sind mir auch nicht wirklich geblieben, da ich ja nicht mehr so belastbar bin wie früher. Ich lernte andere nette Menschen kennen, die heute wirklich meine besten Freunde sind. Mit denen kann ich über alles reden und sie haben auch immer ein offenes Ohr für mich.

Mit den Jahren kamen neue Medikamente auf dem Markt. Das Inhalieren verlor leider nach zwei Jahren seine Wirkung. Ich bekam daher zwei andere Medikamente, die ich sehr gut vertragen habe. Meine PAH wurde damit stabil. 2008 war ich zum ersten Mal in einer Reha-Klinik. Von der Therapie her war diese gut, nur lag die Klinik auf einem Berg und das war mega doof, da man alles was man runter gehen muss auch wieder hoch gehen muss und das ist mit PAH gar nicht so einfach. Da meine Krankheit stabil verlief, sind wir dazu übergegangen das PH-Zentrum nur noch alle sechs Monate aufzusuchen.

2012 merkte man beim Sechs-Minuten-Gehtest, dass ich nicht mehr so viele Meter laufen konnte. Es gab nun eine neue Studie mit einem neuen Medikament, an der ich natürlich teilgenommen habe. Nach ein paar Wochen merkte man beim Gehtest und im Herzultraschall, dass das Medikament mir einen großen Nutzen brachte. Seit ich die Dreifachtherapie bekomme, kann ich viel mehr am Leben teilnehmen. Ich kann viele Dinge tun, von denen ich vorher nur noch träumen konnte. Ich kann wieder zwei Etagen Treppen steigen ohne Pause, kurze Strecken Fahrradfahren und Spazierengehen.

2014 ging ich in eine Selbsthilfegruppe für seelische Gesundheit. Dort gibt es Menschen, die auch ihre Probleme haben, wie Angst, Panik und Depression. Diese Gruppe hat mir sehr gut getan, dort konnte ich mit Menschen reden, denen es auch so geht mit einer schweren Krankheit zu leben.

2018 war ich in einer anderen Rehaklinik. Dort habe ich erfahren was ich mit einem guten Konzept für PAH Patienten an Sport machen kann. Ich habe versucht nach der Reha einen Teil in meinem Leben mit einzubauen. Natürlich nicht so, wie ich es in der Reha gemacht habe, aber auf einer anderen Art und Weise die mir gut tut. Jetzt habe ich schon 20 Jahre PAH und mir geht es den Umständen entsprechend gut. Mit meinen Medikamenten komme ich gut zurecht.

Von Februar 2000 bis Dezember 2003 hatte ich die Iloprost-Aerosol-Therapie mit Bosentan, das im Juni 2015 durch Macitentan ersetzt wurde. Sildenafil kam im Dezember 2003 hinzu und schließlich Imatinib von Mai 2012 bis Juni 2015.

Abschließend kann ich nur sagen: „Liebe PHler seid stark, es lohnt sich zu kämpfen. Gebt die Hoffnung nicht auf. Es hat sich viel getan und wird sich auch noch viel in der Forschung gegen PH tun. Geht in Kontakt mit anderen Betroffenen. Nehmt die Hilfe von Therapeuten und Therapien an. Ihr seid nicht allein."

Der Hulk in mir - Caros Geschichte

Ich wurde am 29.7.15 mit idiopatischer pulmonal arterieller Hypertonie diagnostiziert, kurz IPAH oder zu deutsch Lungenhochdruck. Seitdem gibt es für mich nur noch ein Leben davor und das Leben danach. Mein Weg mit dem Lungenhochdruck begann jedoch schon vor der Diagnose. Wie viel früher ist jedoch unklar.

Die ersten Anzeichen, an die ich mich zurück erinnere, hatte ich im November 2014. Ich war mit meiner Mutter und meiner damals besten Freundin in Barcelona und merkte schnell, dass mich das viele Laufen überanstrengte. Ich wollte mir jedoch nichts anmerken lassen und erfand für mich plausible Ausreden, wie Fotos machen oder in Schaufenster sehen. Ich war zu stolz, um zuzugeben dass ich keine Luft bekam. Dieser Stolz führte soweit, dass ich sogar Attraktionen, wie den Park Güell, den ich unbedingt sehen wollte, ausließ. Da das besuchen dieser Attraktionen, eine starke körperliche Anstrengung für mich bedeutet hätten und ich dem Ganzen aus dem Weg gehen wollte. Verleumden schien mir die beste Alternative.

Ich merkte nach diesem Urlaub dann auch die Einschränkungen zu Hause, in meinem gewohnten Umfeld. Die Treppe an meinem Arbeitsplatz, die ich seit 4 Jahren benutzte, machte mir Probleme, der Berg zu unserer Wohnung schien Tag für Tag länger zu werden. Doch statt mir selbst Gedanken hierzu zu machen, schob ich es auf den Winter und darauf, dass ich nicht fit war.

Ende Dezember verbrachten mein Mann, unser bester Freund und ich ein paar Tage im Berchtesgadener Land und auch hier merkte ich die Probleme. Ich lag einen Tag lang nur im Hotelzimmer, da ich mich nicht fühlte. Ich dachte ich würde krank werden. Es war Winter, mir war kalt, ich hustete viel und fühlte mich nicht. Ich sah den grippalen Infekt schon förmlich vor mir. Dazu kam, dass dieser auch leichter zu erklären war. Wieder zu Hause, ging es mir relativ schnell schon wieder besser. Zumindest der Husten war verschwunden und mit ihm mein Hungergefühl. Ein Gefühl das ich im übrigen bis heute nicht wiedergefunden habe.

Die Wochen vergingen, ich aß immer weniger und verlor auch an Gewicht. Sehr zum Missfallen meiner Brautkleidschneiderin. Mitte Februar hatten wir nochmals einen Termin zur Anprobe und für das letzte mal anpassen. Da ich bis dahin 15 Kilo verloren hatte, sagte sie mir, dass ich bis Juli schauen sollte, dass ich nichts mehr verliere an Gewicht. Ohne Hungergefühl ist das leichter gesagt als getan.

Ende Februar lag ich dann mit der Grippe lang. Fieber, Erkältung, alles was sie so mit sich bringt. Nach einer Ruhepause zu Hause, wollte ich eigentlich wieder mit voller Stärke zurück auf die Arbeit, doch ich bemerkte dann Wasser in den Beinen, so dass ich vor Beginn der Arbeit nochmals meinen Hausarzt aufsuchte. Er untersuchte einige Werte und am Ende hieß es ich hätte eine Schilddrüsenunterfunktion, was mit Tabletten gut in den Griff zu bekommen wäre und das Wasser würde dann auch verschwinden. Ich bekam zur Unterstützung noch Wassertabletten mit und war voller Hoffnung, dass die Sache schnell behoben sei. Doch gefühlt wurde es immer schlimmer. Ich schlief Nachts nur noch im Sitzen, weil ich vor lauter husten nicht gerade liegen konnte. Die Schilddrüsentabletten sorgten für ständig anhaltende Migräneanfälle und auch das Wasser wollte nicht wirklich verschwinden. Da wir im Mai 2015 umzogen und die Strecke zur Arbeit nun etwas geradliniger war, wie die vorherige, beschloss ich für mich etwas mehr zu trainieren. Ich wollte die Strecke von etwa 2,5 km zu Fuß gehen. Heute würde ich sagen, das war jedes Mal mein „Walk of Shame". Denn ich bin immer morgens mit den Studenten in die gleiche Richtung gelaufen und wenn ich mir zu viel zugemutet hatte, dann musste ich mich übergeben. Jeder kann sich nun denken, dass Erbrechen und Studenten auf dem Weg zwangsläufig zu dummen Kommentaren führen musste. Aber ich versuchte dennoch alles gut durchzuhalten, denn ich war überzeugt, dass das alles eine Sache des Trainings war. Rückblickend betrachtet war es einfach nur dumm. Aber die Gesellschaft heute lebt es uns genau so vor. Trainiere, ernähre dich gesund und nimm ein paar Kilos ab und dir wird es besser gehen. Mich hat diese Überzeugung in NYHA IV, das letzte Stadium der Herzleistung getrieben.

Mein Husten wurde in den nächsten Wochen immer schlimmer. Ich hatte nun auch am Tage Hustenanfälle, blaue Lippen und Atemnot waren Alltag. Selbst im Liegen bekam ich keine Luft mehr, aber zeigen wollte ich das auf keinen Fall. Es war mir peinlich mit 23 sagen zu müssen, dass ich keine Luft bekomme und wer würde denn so etwas auch glauben. Die Sprüche waren ja quasi vorprogrammiert.

Meine Familie ging von einer verschleppten Bronchitis aus und es ergab auch Sinn, es war nur keine Zeit um krank zu sein. Weder beruflich, noch privat. Unsere kirchliche Trauung stand vor der Tür und im Job gab es gerade einen Führungswechsel. Ungünstiger hätte es also nicht sein können. Ich schloss einen Deal mit mir und der Familie, ich wollte mir in der Woche nach der Hochzeit eine zweite Meinung von einem anderen Hausarzt einholen und sehen, ob dieser zum gleichen Ergebnis kommen würde, mit der Schilddrüsenunterfunktion oder ob dieser mir bei den Problemen helfen könnte. Ich hatte ja nur noch die Hochzeit überstehen müssen.

Denke ich an die Zeit zurück, sollten es eigentlich nicht diese Art von Gedanken sein, die eine Braut vor dem großen Tag hat. Aber so war es nun mal und da alles andere geplant war und ich wusste, dass ich mich darauf verlassen konnte, blieb mir genug Zeit, für mich einen Plan auszuhecken, wie ich diesen Tag überstehe, ohne das jemand merkt, dass ich keine Luft bekomme.

Ich weiß noch als wenn es gestern gewesen wäre, wie ich am Tag der Generalprobe in der Kirche stand und mich fragte wie ich den Gang entlang laufen soll ohne eine Pause oder wie ich nach dem Segen wie aufstehen soll. Ich dachte wirklich, dass an dem Tag jeder merken würde dass ich keine Luft bekomme, denn ich konnte ja nicht stehen bleiben um Fotos zu machen und ein Schaufenster war auch nicht in der Nähe. Dennoch schaffte ich es irgendwie diesen Gang ohne Pause und ohne große Luftnot entlang zu gehen, vom Segen wieder aufzustehen, ohne das ich umkippte und den Gang ohne Pause auch wieder nach draußen zu gehen. Es lag also nur noch die Feier an sich vor mir. Den Hochzeitstanz zogen wir bis zum Ende durch, nur mit ein paar weniger Drehungen als geplant, weil ich merkte dass mir langsam schwindelig wurde. Auch den Tanz mit meinem Dad und danach mit meinem Schwiegervater zog ich durch. Mit jedem Atemzug merkte ich jedoch, dass es immer schwieriger wurde Luft zu bekommen. Also zog ich mich zurück auf die Toilette. Ich atmete dort ein paar Minuten durch. Und da ich allein gegangen war wunderte sich auch niemand, dass ich einige Zeit weg war. Den Rest des Abends versuchte ich so wenig zu tanzen wie möglich. Ich unterhielt mich viel mit den Gästen und trank auch keinen Alkohol. Ich bin wohl die einzige nicht schwangere Braut in der Geschichte, die keinen Schluck Alkohol auf ihrer Hochzeit getrunken hat. Trotz allem war es eine schöne Feier und abgesehen von den Gedanken, die mich plagten, hatte ich sogar meinen Spaß. Nur dass ich aufgrund der Appetitlosigkeit leider kein Stück meiner Hochzeitstorte abbekommen habe, stört mich bis heute.

Der Tag danach lief wie bei allen Brautpaaren ab. Wir räumten auf und die Gäste verabschiedeten sich. Wie fuhren einen Tag später zurück nach Baden-Württemberg und auf der Heimfahrt merkte ich wie es mir immer schlechter ging. Ich wollte nicht essen, hatte Kopfweh und mir tat der Hals extrem weh. Auch hier dachte ich an einen Sommerinfekt, aber nicht daran, dass ich Stunden später sterbend auf der Intensivstation liegen würde.

Zu Hause angekommen gingen wir gegen 20 Uhr ins Bett und ich nahm eine Tablette gegen den Halsschmerz. Ich weiß noch, dass ich diese jammernd wieder ausspuckte, denn sie brannte wie Feuer im Hals. Ich schlief vergleichsweise schnell ein und gegen 2 Uhr nachts wachte ich atemlos auf. Ich dachte ich hätte schlecht geträumt und ging erst einmal ins Bad, um Luft zu bekommen. Doch es wurde nicht besser. Ich merkte wie meine Beine schmerzten und das war das erste Mal, dass ich merkte, dass ich nun jemanden sagen müsste was eigentlich los ist. Ich suchte mir einen Arzt raus, der vor Dienstbeginn öffnete, damit er mich vorher abchecken könnte und ich trotzdem pünktlich auf der Arbeit bin. Doch gegen 4 Uhr Nachts merkte ich, dass ich sofort einen Arzt brauchte. Ich weckte meinen Mann und bat ihn mit mir zum Bereitschaftsdienst zu fahren. Als wir ankamen warteten wir noch etwa 15 Minuten und dann war ich dran. Er belächelte mich eigentlich mehr für meine Symptome, wollte aber dennoch, dass ich rüber ins Krankenhaus gehe, damit sie dort einen möglichen Allergieschock oder Asthmaanfall ausschließen konnten. Ich versuchte meine Eltern zu erreichen, aber um diese Zeit schliefen sie natürlich noch, Jedoch auch nicht mehr lange als sie merkten dass der Anruf von uns kam.

Ich ging zu Fuß zur Notaufnahme, denn ich bekam ja „nur" keine Luft und wollte nicht, dass sich jemand groß Sorgen machte um mich. Ich wurde sofort in einen Raum gebracht, in dem man uns ein paar Fragen stellte und mich an die ersten Geräte anschloss. Die Geräte zeigten eine Sauerstoffsättigung von unter 70 Prozent an statt den normalen 95 bis 99 Prozent und relativ schnell machte sich gefühlt etwas Panik in dem Raum breit. Mein Mann saß neben mir und versuchte mich zu beruhigen. Der behandelnde Arzt war sichtlich nervös, sagte uns aber, dass er vorerst von einer Lungenembolie ausginge. Er wollte Blut abnehmen und mein Mann verließ kurz das Zimmer um mit meinen Eltern zu telefonieren. Der Arzt versuchte verzweifelt Blut abzunehmen und beim 29. Stich, den er in den Fuß setzte kullerten mir die Tränen von der Wange. Meine Arme, meine Füße, alles war zerstochen, nur Blut gab es nicht. Den 30. Stich setzte er an die Leiste und die Stimmung meines Mannes wurde nun zunehmend schlechter. Der Arzt bekam das Blut und verließ uns eine Zeit. Es war mittlerweile kurz vor 6 Uhr. Ich war müde und verstand die Aufregung nicht. Der Arzt kam zurück und sagte uns, dass er nochmals Blut bräuchte, da die Zellen zerstört waren. Zellen zerstört – das reichte mir als Aussage. Mein Gedanke war nur: 23 und Krebs, na dann herzlichen Glückwunsch.

Er setzte also den 31. Stich und bekam diesen Mal zum Glück gleich Blut. Der Arzt war noch jung und man fühlte seine Unsicherheit regelrecht im Raum. Er brachte die neue Blutprobe weg und es kam ein zweiter Arzt dazu. Er erklärte uns, dass Schichtwechsel wäre und er jetzt für mich zuständig wäre. Er war der erste in dieser Nacht, der mit uns wirklich redete und nicht nur an mir rum piekste oder ratlos auf den Monitor starrte. Obwohl er auch noch recht jung war, fühlte ich mich bei ihm besser. Er erklärte uns, dass sie sich nicht erklären könnten was los sei und das sie nun ein paar weitere Untersuchungen machen würden. Ich wurde geröntgt und dann erst einmal auf die Intensivstation gelegt. Mein Mann saß neben mir und ich hatte so furchtbaren Durst. Ich durfte nichts trinken, nur den Mund kurz ausspülen und dann das Wasser wieder ausspucken.

Gegen Mittag war mein Mann mit meinen Eltern verabredet und auf Anraten des Arztes sollte er sowieso mal ein paar Stunden gehen, da ich auch noch ein paar Untersuchungen machen sollte. Eine der Untersuchungen war die Röhre. Das werde ich nie vergessen, ich hatte damals seit Monaten nicht mehr gerade gelegen und sollte nun, in dem schlimmsten Zustand, den ich je erlebt hatte, mich gerade hinlegen und 30 Minuten in der Röhre ausharren. Das waren mit die schlimmsten 30 Minuten, die ich erlebt habe und am Ende waren die Ärzte noch immer nicht schlauer.

Am Nachmittag besuchten mich meine Eltern und mein Mann. Sie sagten mir später, dass der Arzt ihnen bereits sagte, dass es nicht gut aussieht und die erste Klinik mich ohne Diagnose abgelehnt habe. Er sagte ihnen auch, dass sie versuchen sollten, dass sie nicht vor mir weinen und sich nicht vor der großen Maske in meinem Gesicht erschrecken sollen. Meine Mama sah verweint aus, das weiß ich noch, aber was mir bis heute wirklich im Gedächtnis geblieben ist, sind die Augen von meinem Dad. Wie er dastand, so groß und stark, wie ich ihn kenne und doch waren seine Augen mit Tränen gefüllt und er versuchte sie so sehr zu unterdrücken. Doch ich sah in ihnen den Schmerz und die Angst. Kurz danach betrat der Arzt das Zimmer und klärte mich auf, er sagte uns aber auch, dass sich eine Klinik gemeldet habe und ich am nächsten Morgen dorthin verlegt werde.

Meine Familie ging und zurück blieben nur die Geräte, ich und eine große, weiße Uhr. Diese Uhr war eigentlich nicht wirklich auffällig. Sie war steril weiß und machte auch keine Geräusche, aber sie hing dort irgendwie über allem und ich fühlte mich als würde ich meine Zeit ablaufen sehen. Nur ich und die Uhr gegen den Rest.

Wie ich durch die Nacht kam weiß ich nicht mehr, auch nicht mehr wirklich wie ich in Löwenstein gelandet bin. Ich weiß dass die Sanitäter nett waren und versuchten mich wach zu halten. Aber das war auch schon alles. In der Klinik angekommen wurde ich gleich auf die Intensivstation gebracht und es standen einige Leute bereit um ihre Untersuchungen zu beginnen. Der eine Mann stellte Fragen, die andere Frau suchte verzweifelt den Katheter, den es noch nicht gab. Der nächste begann mit einem Ultraschall. Es war ein wildes Rumgewusel bis 2 Pfleger kamen und mich mitnahmen. Wir rannten durch die Intensivstation. Na gut, sie rannten und ich saß im Bett und hatte eine große Flasche Sauerstoff zwischen den Beinen und große Wattebäusche in der Nase. Ich weiß noch, dass der Sauerstoff ziemlich kalt war und es furchtbar wehtat in der Nase. Mir kullerten die Tränen vor Schmerz, aber die beiden Männer versuchten mich so schnell es ging in den OP zu bringen. Dort ging alles recht schnell. Man erklärte mir, was jetzt mit mir gemacht wird und gefühlt hatte ich bereits nach kurzer Zeit eine Diagnose. Was das für mich bedeutet und auch für meinen Partner, das wussten wir in dem Moment noch nicht und wirklich klar wurden uns die Auswirkungen erst zu Hause.

Kurz nach der Diagnose sagte man mir, dass ich keine Kinder bekommen darf, da das Risiko zu groß wäre. Da verstand ich zumindest für einen kurzen Bruchteil, was das eigentlich für mich, für uns bedeutet, denn wir waren gerade umgezogen, in ein Haus, das wir mal kaufen wollten, so war es mit den Vermietern besprochen. Als wir einzogen, hatten wir schon Pläne gemacht, wie wir uns das alles mal vorstellen mit den Kinderzimmern. Sogar die Wandfarbe und die Deko hatten wir geplant. Auch wenn wir uns noch Zeit lassen wollten, um selbst die Welt erst einmal zu erkunden, wussten wir genau, wie unsere Zukunft aussehen sollte. Wir hatten sogar Namen, Namen die bis heute wie Geister über unsere Köpfe schweben und es tut weh, daran zu denken, dass es wahrscheinlich nie ein Kind geben wird, dem wir den Namen geben können.

Während ich also im OP lag und alles zerplatzen sah und mir die Tränen ein zweites Mal, aber dieses Mal aufgrund seelischem Schmerz, kullerten, wurde mir klar, dass ich es meinem Mann noch sagen musste. Bei diesem Gedanken zersprang mir das Herz in der Brust und aus leisem Weinen wurde ein lautes verzweifeltes Schluchzen gepaart mit der Angst davor wie es ausgehen würde.

Ich wurde dann aus dem OP gebracht und auf dem Weg zur Intensiv kamen wir kurz an meiner Mama und meinem Mann vorbei und ich hörte nur im Vorbeifahren, wie meine Mama sagte, dass etwas Schlimmes passiert sein musste, so wie ich weinte. Aber war es das? Genau das wusste ich bis dahin eben immer noch nicht. Ich wurde mit meinem Bett abgestellt und man ließ meine Familie zu mir. Meine Mama stand rechts neben dem Bett und mein Mann links und beide sagten mir immer wieder, dass ich mich beruhigen sollte, um ihnen zu sagen, was im OP raus kam. Aber so sehr ich es versuchte, ich konnte nicht. Ich konnte es nicht aussprechen. Ich konnte meinem Mann, dem Menschen dem ich vor 3 Tagen die ewige Treue geschworen hatte, vor unseren Familien, Freunden und Bekannten, dem konnte ich doch nicht so einfach sagen, dass unsere geplante Zukunft so nicht mehr funktioniert. Ich meine, wie sagt man seinem Partner, dass man den Wunsch nach der eigenen Familie nicht erfüllen kann? Ich weiß es nicht und ehrlich gesagt weiß ich es bis heute nicht. Dafür gibt es kein pauschales Rezept, dass dir verrät wie du so etwas angehst. Das ist das Leben in seiner reinsten und unvollkommensten Art, das in diesem Moment auf dich rein regnet.

Gute 10 Minuten schluchzte ich weiter vor mich hin und versuchte immer wieder zu sagen, was gerade geschehen war, aber ich konnte es einfach nicht. Ich blickte wild zwischen meiner Mama und meinem Mann hin und her. Meiner Mama liefen inzwischen auch die Tränen. Und während ich versuchte die Worte zu finden, die das alles nicht so schlimm erschienen ließen, gingen mir 1000 Gedanken durch den Kopf. Doch nach 10 Minuten wurde ich von der Last es laut aussprechen zu müssen erlöst, denn einer meiner behandelnden Ärzte trat ins Zimmer und sprach das aus, was ich nicht konnte und für einen kurzen Moment liefen nun auch Tränen über die Wangen meines Mannes. Ich war so froh, dass mit jemand diese Last abnahm und konnte endlich anfangen mich zu beruhigen.

Wieder zu Atem gekommen beschloss ich, dass ich meinem Mann die Hintertür aus dem Ganzen öffnen möchte und sagte ihm, dass er gehen könnte, wenn er das möchte. Das ich selbst nicht wüsste, ob ich bleiben könnte, aber dass ich möchte, dass er dann gleich geht und nicht erst mit mir die schlimme Zeit durchsteht um mich dann stehen zu lassen. Meine Mama starrte ihn förmlich an und er zögerte keine Minute, um mir zu sagen dass er bleiben würde und er das drum herum nicht bräuchte, sondern nur mich. Im Nachhinein betrachtet könnte man sagen er hatte gar keine andere Wahl mit meiner Mutter im selben Zimmer. Doch ich gab ihm vor Kurzem nochmals die Chance und er sagte mir, dass er an seiner Entscheidung nichts ändern möchte, denn obwohl die Krankheit uns jeden Tag begleitet und wir nicht wissen ob wir alt werden zusammen ist er, so verrückt es klingt, jetzt glücklich und daran kann auch die PH nichts ändern.

In den Tagen in denen ich noch im Krankenhaus war lief eigentlich alles wie bei jedem PH Patienten. Ich wurde immer wieder kontrolliert, hatte noch einige Untersuchungen um die Form der PH zu bestimmen und bekam Besuch von der Familie und Freunden. Ich weiß auch, dass ich im Krankenhaus bereits für mich entschieden hatte, dass ich trotz all dem, was man mir über den Lungenhochdruck sagte, nicht so einfach das Handtuch werfen werde. Ich starrte an dem Morgen auf den großen Baum vor meinem Fenster und fragte mich wo mich das alles hin führen würde und wusste, dass ich kein Patient sein möchte, der sich in der Krankheit verbuddelt. Wie schwierig das jedoch sein würde, das merkte ich erst in den kommenden Wochen zuhause.

Zu Hause angekommen machte ich mich erst einmal mit den Sauerstoffgeräten vertraut. Und versuchte zu verstehen was mich jetzt erwarten würde. Meine Eltern kamen nachmittags, um zu sehen ob wir Hilfe bräuchten und ob alles soweit funktionierte. Ich war müde und ausgelaugt und im Liegen funktionierte alles ganz gut. Den Schlauch in der Nase und so wenig Anstrengung wie möglich. Am Abend wollte ich dann kochen, ich wollte so schnell wie möglich in mein gewohntes Umfeld zurück und dazu gehörte eben auch das Kochen. Bevor ich anfing zu kochen war ich schon genervt von den 15 m Sauerstoffschlauch um mich herum. Ich fühlte mich gefesselt wie ein streunender Köter in meiner eigenen Wohnung. Als wäre ich eine Gefahr für die Außenwelt und zum Schutz hat man mich an die Kette gelegt. Es war ein Gefühl der Machtlosigkeit, denn ich wusste, dass ich den Sauerstoff bräuchte. Ich versuchte also irgendwie zu kochen und als ich die Nudeln abgießen wollte, fiel mir der Topf aus der Hand. Das war dann noch das Sahnehäubchen auf dem Ganzen. Da stand ich nun, unfähig einen Topf mit Nudeln zu halten und setzte mich weinend daneben. Mein Mann kam aus dem Wohnzimmer und fand mich wie ein Häufchen Elend neben den heißen Nudeln, kauernd und schluchzend auf dem Boden. Dieser Topf der da fiel, er bedeute in diesem Moment die Welt für mich. Ich fragte mich selbst, ob das jetzt mein Leben wäre. Das Essen auf dem Fußboden, angekettet an einen großen Sauerstofftank und eigentlich nicht mehr fähig allein etwas zu tun. Heute weiß ich, dass es nur ein Topf war und dass er nicht mein Leben symbolisierte, aber damals war alles aus den Fugen geraten und ich hatte das Gefühl, dass ich nicht in der Lage wäre, diesen Kampf zu kämpfen. Mein Mann sammelte die Nudeln auf und schmiss sie weg. Er kochte neue, wischte mir die Tränen aus dem Gesicht und sagte mir, dass wir das irgendwie schaffen werden. Woher er die Kraft nahm und heute noch nimmt mir zu sagen, dass alles gut wird, das weiß ich bis heute nicht. Ich weiß nur, dass er der Beweis dafür ist, das Liebe eben manchmal doch genug sein kann.

Am anderen Morgen war das Nudeldrama schon wieder vergessen, denn wir hatten uns bereits im Krankenhaus dazu entschlossen einen Hund zu holen, um mir eine Aufgabe und Struktur zu geben. Wir waren recht früh unterwegs, da wir bis hinter Nürnberg fahren mussten um unseren Welpen abzuholen. Wir waren so aufgeregt und im Auto besprachen wir was der Welpe für uns mitbringen müsste. Mein Mann und ich waren uns recht schnell einig darüber, dass wir den Kleinsten der Rasselbande nehmen wollten, denn wir fanden, dass das oft die sind, die am längsten beim Züchter bleiben müssen und dann oft einen kleinen Schaden mitnehmen, wenn sie in eine neue Familie komme. Angekommen beim Züchter sahen wir uns die Welpen, die noch zur Verfügung standen, an und wir wussten beide schnell, dass es der Zwerg mit dem Stummelschwanz und den Stehohren sein sollte. Er war in seiner „Unvollkommenheit" einfach vollkommen für uns. Er füllte gerade so meine Hand aus und war so zart und zerbrechlich. Er symbolisierte einfach alles was wir gerade waren. Wir tauften ihn Captain und er schoss so schnell in unser Herz, dass es schon fast kriminell war. Diese großen Augen, die viel zu großen Ohren für diesen kleinen Körper. Seine Tollpatschigkeit und die

Liebe die er versprühte, er war und ist es noch heute, das größte Glück, dass uns in dieser schweren Zeit widerfahren konnte. Ohne Captain wäre ich heute nicht soweit, wie ich es bin. Er macht so vieles leichter. Es interessiert ihn nicht wie oft ich eine Pause brauche, ob ich mal nicht so fit bin oder mal wieder wegen Überbelastung erbrechen muss. Er liebt mich so wie ich bin und dieses Gefühl tut so gut. Und würde ich diese Entscheidung noch einmal treffen müssen, würde ich wieder diese kleine Knutschkugel wählen und nichts anders machen, denn er zeigt mir jeden Tag wie rein Liebe sein kann.

Captain half mir Struktur in ein vollkommen verschobenes Leben zu bringen, er zwang mich, ohne es zu wissen, dazu aufzustehen, den Tag zu beginnen und nicht in Mitleid unterzugehen und gerade in der ersten Zeit schien es leichter im Mitleid zu zerfließen als zu kämpfen. Es wäre der einfachere Weg gewesen, ein Weg ohne Steine, ohne Widerstand. Aber irgendwie zwang er mich dazu, genau diesem einfachen Drang nicht nach zu geben und zu kämpfen, zu kämpfen für ihn, meinen Mann und meine Eltern.

In den ersten 6 Monaten nach der Diagnose weinte ich viel. Selten vor anderen, oft allein oder wenn der Rest schon schlief. Ich weinte nie so wirklich wegen der Krankheit an sich, sondern meistens wegen den Begleiterscheinungen. Ich war so wütend auf jeden der Kinder haben konnte oder schon welche hatte. Selbst auf Serien, auch wenn es nur Schauspieler waren, war ich wütend. Es ergab keinen Sinn, aber alle zu hassen, die das haben durften, dass uns nicht vergönnt war, war das einzige was ich in der Zeit wirklich fühlen konnte. Ich verstand und verstehe auch heute nicht, was an dem was wir wollten so schwer war. Wir wollten nur das was die meisten wollen, ein Haus, eine Familie und ein glückliches Leben und ich verstand/verstehe nicht was daran offenbar zu groß geträumt war. Und alle zu hassen, die all das hatten, war einfach so einfach in diesem Moment. Auch wenn sie nichts dafür konnten, war es schwer, einfach keinen zu haben, dem man an allem die Schuld geben konnte, weil es einfach so war/ist. Ich zog mich zurück, denn auch wenn immer wieder Leute fragten wie es mir ginge, wusste ich dass keiner wirklich die Wahrheit hören wollte und das ist auch okay. Ich meine, wie sollte es einem gehen, dem man gerade die Endlichkeit vor die Augen gehalten hat, der gerade zu spüren bekommen hat, wie schnell es gehen kann und der sein Leben neu ordnen muss? Schlecht, natürlich, das ist das einzige was ich fühlte. Ich ging in dieser Wut so leicht auf, dass ich sogar versuchte meine Ehe zu zerstören. Obwohl mein Mann sich dazu entschlossen hatte bei mir zu bleiben, hatte ich das Gefühl, dass ich diejenige sein musste, die ihm diese Entscheidung abnimmt. Ich sollte die Person sein, die ihn auch freigibt und ihn auf eine brutale Art und Weise von sich stößt. Egal wie weh es tun würde, ich hatte das Gefühl es wäre meine Verpflichtung das zu tun, denn mein Egoismus sollte nicht seinem möglichem Glück im Wege stehen. Und doch war es mein Egoismus der am Ende dafür sorgte, dass ich ihn nicht gehen lassen wollte. Der Gedanke, dass er mit einer anderen Frau das Leben leben könnte, dass wir haben wollten, dass eine andere Frau mein Leben lebt, das war etwas dass ich nicht wollte. Ich habe dieser fremden, unbekannten Frau dieses Glück einfach nicht gegönnt. Nachdem ich das begriffen hatte fing ich an die Scherben zusammen zu sammeln und langsam wieder auf meinen Partner zu zu gehen und mit ihm zu reden.

Die ersten Monate waren aber nicht nur für meine Ehe schwer, sondern auch für mein Ego. Plötzlich gehen die einfachsten Dinge im Haushalt nicht mehr so einfach. Wäsche waschen wird zur Herausforderung, Staubsaugen zu einem gefühlten Kampf mit einem Drachen und das Bett beziehen wurde zur Tagesherausforderung. All die Dinge, die man vorher so selbstverständlich tat, waren plötzlich nicht mehr so einfach und um Hilfe fragen war auch einfach so schwer. Man wollte selbst sehen was geht und eigentlich hätte ich beim ersten Sturz von der Treppe merken müssen, dass es eben nicht mehr so einfach geht, aber Schwäche zu gestehen, dass war wie aufgeben und das wollte ich um keinen Preis. Also versuchte ich mit aller Gewalt genau das durchzuziehen. Es blieb mir ja nach alldem nur noch der Haushalt, denn alles andere war ja schon so gut wie weg. Und um keinen Preis wollte ich den Rest auch noch verlieren. Es war mir egal, dass ich schnaufte wie ein Elefant und mir das alles eigentlich zu viel war, ich wollte es mir beweisen, dass ich es schaffte die normalsten Dinge der Welt zu schaffen. Obwohl ich so oft merkte, dass ich sie eben nicht schaffte. Aber ich verlor mich in diesem Wettstreit mit mir selbst. Ich wollte mir und der Welt beweisen, dass ich das konnte und das obwohl ich ja nicht mal in der Lage war alleine duschen zu gehen. Ich war so naiv in meinem Handeln, so jung und unbedacht. Aber irgendwie ist es in meinem Kopf nicht angekommen, dass ich, das wir, nun schlagartig erwachsen werden mussten. Das wir für Kindereien nun keine Zeit mehr hatten und die Ernsthaftigkeit Einzug gehalten hat.

Nach den ersten 6 Monaten beschloss ich, dass es so nicht weitergehen konnte. Ich wollte ein Stück Freiheit wieder. Ich suchte mir einen Psychologen, jemanden bei dem ich mich einfach mal ausweinen konnte und dem ich all meine Ängste erzählen konnte. Und weil ich Angst davor hatte in einer ernsten Depression zu landen. Ich ließ meine Haare abschneiden, um mir beim Duschen wieder ein Stück Freiheit zurückzuholen. Ich richtete meine Krone. Begann einen Blog zu schreiben, über mein Leben mit der Krankheit und ging zurück in mein Leben, in mein neues Leben.

Heute, nach all der Zeit die ich jetzt schon mit der Erkrankung lebe, habe ich ein ganz anderes Leben wie noch zu Beginn der Krankheit. Ich lernte in der Zeit, dass ich etwas Wert bin mit der Erkrankung und dass Selbstliebe eine sehr große Rolle dabei spielt. Die letzten 3 Jahre waren nicht einfach. Nicht nur, weil Corona sie schwer gemacht hat, sondern auch weil ich mich selbst wieder finden musste. Ich musste lernen, dass die Beziehung, in der ich mich befand, sich in eine toxische Richtung bewegt hatte und die Krankheit ließ mich manchmal zweifeln, ob ich allein stark genug wäre. Doch ich lernte mit der Zeit meine eigene Stärke kennen und dass ich, trotz Erkrankung, von niemanden abhängig bin. Kein Mensch ist es Wert, dass wir bei ihm bleiben, wenn wir uns schlecht in seiner Nähe fühlen. Ich arbeitete an mir selbst und an meiner körperlichen Fitness, so dass ich heute auch ohne Sauerstoff teilweise auskomme und sagen kann, dass ich mich frei fühle. Ich trennte mich 2022 von meinem Mann und ließ den Ballast der letzten Jahre zurück. Ich kümmerte mich wieder mehr um mich selbst und um meine Zeit mit Captain. Ich suchte mir einen neuen Nebenjob und fand eine neue Liebe. Eine Liebe dich sich freier anfühlt und in der ich mich endlich wieder mehr wie ich selbst fühle. Ich packte nach 11 Jahren meine Sachen und verließ Baden-Württemberg für immer, um neu anzufangen. Innerlich hatte ich das Gefühl, dass meine 20er verloren waren und ich beschloss dass ich diese mit meinem neuen Partner nachholen möchte. Wieder mehr Reisen und vor allem wieder mehr Leben.

Doch auch wenn ich mich mit der Krankheit abgefunden habe, weine ich heute noch manchmal ganz heimlich vor mich hin. Es ist nicht so, dass mich das alles noch traurig oder wütend macht, sondern eher dieses Gefühl der Betäubung, was mich manchmal weinen lässt. Oft kommt es an Tagen, an den ich dann einmal zu viel über die Krankheit gelacht habe oder das ich einmal zu oft gesagt habe, dass es okay ist. Aber auch das ist ein Teil der Krankheit, egal wie stark ich trotz des Lungenhochdrucks bin, ist es in Ordnung auch mal zu weinen, auch nach Jahren. Leider, glaube ich, tue ich das zu selten, obwohl ich es weiß, aus Angst dann schwach zu wirken.

Da mich der Lungenhochdruck mitten im Leben getroffen hat, habe ich viel geistige Energie, die ich irgendwie nicht so richtig los geworden bin zu Beginn. Mein Kopf hat den ganzen Tag gearbeitet, aber mein Körper konnte das alles gar nicht, also suchte ich mir etwas, wo ich eben nicht körperlich stark tätig sein muss, aber mein Kopf seine Kreativität freien Lauf lassen kann. So begann ich zu nähen und zu malen. Beides lastete mich gut aus und half mir, die Tage hinter mich zu bringen. Aber so richtig ausgefüllt habe ich mich nicht gefühlt. Ich wollte irgendwo wieder dazu gehören, also ging ich in den ph e.v.. Dort kamen meine Ideen gut an und seit 2017 bin ich Teil des Teams der GoPHs (Guardians of Pulmonary Hypertension). Wir schlossen uns zusammen, um den jungen Patienten ein Sprachrohr zu geben, eine Anlaufstelle, an der sie mit ihren Problemen jemanden finden, der sie ohne viele Worte versteht. Wir sind nun seit 2 Jahren aktiv und ich bin stolz ein Teil dieser Gruppe zu sein. Außerdem entstehen daraus auch wunderbare Freundschaften, in denen man sich hilft wo man kann. Die ehrenamtliche Arbeit im Verein gibt mir das Gefühl, dass ich noch wichtig bin auf dieser Welt und auch ich von jemanden gebraucht werde. Für dieses Gefühl bin ich sehr dankbar, denn nach der Diagnose fühlte es sich lange nicht so an. Ich fühlte mich lange verloren und hatte das Gefühl, dass meine Zukunft schon hinter mir liegt. Ein schreckliches Gefühl und ich bin froh, dass ich das losgeworden bin. Manchmal sind es die kleinen Dinge, die wir mit dem Lungenhochdruck noch tun können, die uns das Gefühl geben wichtig zu sein, auch wenn wir manchmal denken, dass wir hätten Größeres tun können, wenn der Lungenhochdruck nicht gewesen wäre. Und wie sagte Joseph Campbell doch gleich: „Du musst das Leben, das du geplant hast aufgeben, damit du das Leben führen kannst, das auf dich wartet."

Diese Zeilen möchte ich einem ganz besonderen Menschen widmen, meinem Opa. Leider verstarb er im Mai 2019 und kann diese Zeilen nicht mehr lesen, aber er lehrte mich, dass wir kämpfen müssen, denn es gibt immer etwas das auf uns wartet da draußen und wer nicht kämpft, der hat schon verloren. Er selbst ging mit dem besten Beispiel voran und zeigte mir, dass kein Rückschlag dich für immer unten halten kann. Keine Krankheit ist es Wert, deine Ziele aufzugeben oder dein Lachen zu vergessen. Danke Opa, für alles.

Mein holpriger Start ins Leben - Saras Geschichte

Als ich im Jahre 2001 im Kantonsspital in Chur zur Welt kam waren meine Eltern sehr glücklich über ihr erstes Kind. Dass ich ihnen bereits in den ersten 24 Stunden große Sorgen bereiten würde, konnte niemand ahnen.

Die Geburt, so meine Mutter, verlief ohne Komplikationen, doch als ich auf ihrer Brust lag, verfärbten sich meine Hände und Lippen blau. Ein klares Symptom von Sauerstoffmangel. Meine Lunge fiel nach der Geburt wieder in sich zusammen was dazu führte, dass ich nicht mehr atmen konnte. Sie verlegten mich sofort auf die Kinderintensivstation.

Mir ging es sehr, sehr schlecht. Alle zur Verfügung stehenden medizinische Interventionen wurden durchgeführt, leider ohne Erfolg. Es wäre nötig gewesen mich so schnell wie möglich ins Kinderspital nach Zürich zu verlegen. Doch das Wetter war zu stürmisch, dass ein Helikoptertransport in Frage gekommen wäre und ich war zu schwach, um mit dem Krankenwagen verlegt zu werden. Die Ärzte konnten nichts mehr für mich tun und sahen wenig Überlebenschance für mich. Ich wurde sogar notgetauft. Sie gaben mir nur noch wenige Stunden …

… doch dann begann mein Überlebenskampf.
Wie durch ein Wunder hatten sich meine Werte über Nacht so stabilisiert, dass ich am nächsten Morgen mit dem Krankenwagen nach Zürich verlegt werden konnte. Etwas scheinbar Unmögliches wurde wie durch ein Wunder möglich.

Meine Mutter war noch zu schwach, um zu reisen, deshalb blieb sie in Chur. Mein Vater begleitete mich nach Zürich. Laut seinen Erzählungen war diese Fahrt nach Zürich alles andere als entspannt. Vor 22 Jahren gab es noch keinen Krankenwagen in Chur, der für Säuglinge geeignet war, darum mussten wir improvisieren und zusätzliche Materialien (Sauerstoffanschlüsse etc.) für Säuglinge mitnehmen. Wir hatten 2 Sauerstoffflaschen mit dabei.

Unterwegs bemerkte der Chefarzt der Intensivstation, dass die erste Sauerstoffflasche nicht mehr lange ausreichen würde. Er teilte dies dem Fahrer mit und somit hielt dieser bei der nächsten Möglichkeit an. Wie gesagt war alles im Krankenwagen für Erwachsene eingerichtet, somit mussten wir alles ausladen, damit die Sauerstoffflaschen ausgewechselt werden konnten. Da wir alles ausladen mussten, hatte jede freie Hand eine Infusionspumpe zu halten. Da alle Personen beschäftigt waren und ich noch nicht wahnsinnig viel dazu beitragen konnte, musste der Fahrer die Sauerstoffflasche auswechseln. Zu unserem Pech schloss er die Sauerstoffflasche falsch an und mit einem lauten Knall verloren wir allen Sauerstoff auf einmal.

Da wurde es sehr hektisch! Der Chefarzt wies alle zur sofortigen Weiterfahrt an. Wir luden alles wieder in den Krankenwagen ein und fuhren los. Doch schon bald merkte der Chefarzt, dass es so nicht weiter gehen konnte. Somit hielten wir ein weiteres Mal an. Der Fahrer schlug vor, den Sauerstoff vom Krankenwagen zu benutzen. Aber dies erwies sich als Problem, denn wie bereits erwähnt, hatte dieser Krankenwagen keine Anschlüsse für Säuglinge, aber was hätten wir ansonsten tun sollen? Dies war unsere letzte Möglichkeit. Also hielt der Chefarzt den Sauerstoffschlauch vor meinen Mund in der Hoffnung, dass ich so wenigstens noch ein bisschen Sauerstoff bekommen würde. Jedoch wusste er, dass ich ohne Sauerstoff nicht lange überleben würde, deshalb fuhren wir so schnell es ging weiter. Die Ärzte befürchteten zu diesem Zeitpunkt, dass ich durch diesen Sauerstoffmangel Hirnschäden erlitten hätte und deswegen kognitive und körperliche Einschränkungen haben würde. Diese Befürchtungen wurden später mittels eines Enzephalogramms (= bildgebendes Verfahren des Gehirns) aber glücklicherweise widerlegt. Mein Vater war verständlicherweise sehr aufgeregt und wies den Fahrer an, er solle doch endlich mal das Blaulicht und die Sirenen einschalten. Er bekam den Auftrag die Polizei anzurufen. Er teilte ihnen mit, dass wir bald im Krankenhaus ankommen und dringend Sauerstoff benötigen würden. Diese Meldung sollte die Polizei dem Krankenhaus weiterleiten.

Ich weiß nicht ob die Polizei meinen Vater nicht ernst genommen hatte oder ob mein Vater einfach wirres Zeug von sich gegeben hatte. Wer könnte es ihm auch verübeln? Jedenfalls war niemand da, als wir beim Krankenhaus eintrafen. Der Chefarzt und auch der Fahrer wussten nicht wo sich die Kinderintensivstation befand, deshalb rannten wir planlos ins Kinderspital hinein. Zum Glück fanden wir die Intensivstation schnell. Dort angekommen versorgten mich viele

Pflegepersonen. Es war eine sehr hektische Angelegenheit. Erst nach einer Weile bemerkten die Fachkräfte, dass mitten drin noch jemand war, der nicht zum Pflegeteam gehörte, mein Vater! Sie schickten ihn nach draußen, damit er ein wenig zur Ruhe kommen konnte.

Dann schlossen sie mich an eine Beatmungsmaschine an. Ich wurde fünf Tage künstlich beatmet.

Nach dieser Woche konnten sie mich auf die hausinterne Neonatologie verlegen. Nun atmete ich wieder selbständig, jedoch benötigte ich noch eine ganze Weile drei Liter Sauerstoff. Es folgten zahlreiche Untersuche, doch keiner wusste, warum ich nicht vom Sauerstoff wegkam.

Meine Mutter konnte mich stillen, jedoch schlief ich immer ein. Alles war sehr anstrengend für mich und ich schlief sehr viel. Die Ärzte standen vor einem Rätsel. Es war alles andere als normal, dass ich mit zweieinhalb Wochen immer noch vom Sauerstoff abhängig war.

Mein Cousin, Cyril, war zu diesem Zeitpunkt fünf Jahre alt. Er litt auch an pulmonaler arterieller Hypertonie. Meine Eltern wussten das und sprachen die Ärzte darauf an. Doch diese meinten, es sei fast unmöglich, dass ich ebenfalls von dieser Krankheit betroffen sei, da diese Krankheit sehr selten vorkommt.

Trotzdem erfolgte danach eine Rechtsherzkatheteruntersuchung. Bei diesem Verfahren ist es möglich den genauen Lungendruck zu ermitteln. Die Ärzte stellten bei mir ebenfalls einen viel zu hohen Lungendruck fest. Wieder einmal war das Unmögliche möglich geworden!

Nun war ich zweieinhalb Wochen alt und bekam die Diagnose pulmonale arterielle Hypertonie. Eine früh diagnostizierte Erkrankung hat meistens einen sehr guten Krankheitsverlauf. Zu meiner Zeit gab es jedoch noch keine Medikamente für diese Krankheit, die bei Säuglingen angewandt werden konnte. Somit bekam ich zuerst nur Entwässerungstabletten, um mein Herz zu entlasten und natürlich Sauerstoff, damit ich mich weiter entwickeln konnte. Diese Therapie ging vorerst sehr gut. Ich wuchs und entwickelte mich meinem Alter entsprechend ziemlich normal und durfte sogar nach Hause ins Bündnerland. Nach drei Monaten machte ich allerdings einen Entwicklungsstopp. Es wurde allmählich Zeit meine Krankheit „richtig" zu behandeln.

Somit bekam ich einen Pumpe mit Herzkatheter, diese versorgte mein Herz bzw. meine Lungenarterien direkt mit dem Wirkstoff Iloprost, der die Lungengefäße erweitert. Doch dies reichte leider nicht aus. Ich wurde fast ein halbes Jahr lang über eine Ernährungssonde mit Muttermilch ernährt, da ich mich nicht gut entwickelte.

Meine Eltern wurden zu Pflegekräften, die mir meine Medikamente verabreichten und mich ständig sondierten. Bei unzähligen Lungeninfekten und bei Komplikationen mit dem Herzkatheter oder der Ernährungssonde fuhren sie mich immer sofort ins Krankenhaus. Es war keine einfache Zeit und ich bin sehr beeindruckt von meinen Eltern, wie sie das alles geschafft haben.

Durch das Iloprost, den Sauerstoff und die Ernährungssonde entwickelte ich mich recht gut. Weshalb ich bereits mit drei Jahren den Herzkatheter wieder los wurde. Endlich konnten mich meine Eltern wieder baden, was ich am Anfang gar nicht so toll fand. Heute trage ich vom Herzkatheter nur noch Narben am Oberkörper.

Nach dem Herzkatheter ging meine Therapie weiter mit regelmäßiger Inhalation und oraler Einnahme von Medikamenten. Dies funktionierte sehr gut, ich entwickelte mich fast wie ein normales Kind, allerdings mit Sauerstoff, aber das war egal. Meine Eltern waren überglücklich, dass es mir besser ging.

Meine weitere Kindheit war sehr schön und behütet. Leider mit sehr vielen Krankenhausaufenthalten, doch für mich war das nicht allzu schlimm. Das Kinder-Unispital in Zürich wurde für mich wie ein zweites Zuhause. Ich lernte viele nette Pflegekräfte kennen, mit welchen ich teilweise noch heute Kontakt habe.

Nach dieser schwierigen und anstrengenden Zeit war bei meinen Eltern der Wunsch nach einem zweiten, gesunden Kind, verständlich groß. Sie fragten die Ärzte ob die Wahrscheinlichkeit groß sei, nochmals ein Kind mit PAH zu bekommen. Die Ärzte meinten, es sei wahrscheinlicher im Lottospiel zu gewinnen als ein weiteres Kind mit PAH zu bekommen. Doch es kam anders. So kam am 20. August 2006 meine kleine Schwester Nina zur Welt. Die Freude war bei allen sehr groß, doch mit sechs Monaten wurde bei Nina ebenfalls pulmonale arterielle Hypertonie diagnostiziert. Schon wieder etwas, was die Ärzte für unmöglich hielten, wurde bittere Realität.

Wie bereits erwähnt, war meine weitere Kindheit sehr schön. Als ich in die erste Klasse kam, konnte ich den Sauerstoff über den Tag weglassen. In der zweiten Klasse konnte ich sogar nachts ohne Sauerstoff auskommen. Meine Eltern klärten die Lehrkräfte immer über meine Krankheit auf und informierten mit mir zusammen auch die Klassenkameraden. Das war sehr wichtig für mich, damit alle wussten, dass ich z. B. im Sport nicht überall mit machen konnte.

Als ich in die Pubertät kam, war es jedoch alles andere als einfach. Meine Krankheit brachte allmählich auch ihre Schattenseiten mit sich. Die meisten verstanden nicht, warum ich beim Sport nicht mitmachen konnte. Sie dachten ich simuliere, da man mir von außen nichts anmerkte. Einige dachten ich sei faul oder einfach sehr komisch, obwohl ich doch gar nichts gemacht hatte.

Ich hasste meine Krankheit und fragte wieso ich…?! Aber auch Schuldgefühle plagten mich: „Wieso habe ich überlebt, warum müssen andere Menschen sterben und ich durfte überleben?" Ich kannte meine Grenzen überhaupt nicht, einige Synkopen (= Bewusstlosigkeit) musste ich zu dieser Zeit erleben. Kurz gesagt, es war eine sehr schwierige Zeit.

Doch wie vieles im Leben brauchte es einfach seine Zeit, bis ich meine Krankheit und mich selbst akzeptieren konnte. Ich lernte meinen Körper besser kennen, lernte auf ihn zu hören und ich akzeptierte, dass es in Ordnung ist anders zu sein als alle andern. Meine beste Freundin und auch meine Familie unterstützte mich sehr in diesem Prozess. Ich fühlte mich immer mehr wie alle anderen trotz meiner Erkrankung. Meine Energie muss ich mir zwar immer gut einteilen, aber mit der Zeit bin ich fast zum Profi geworden. Durch diese Entwicklung lernte ich endlich zu leben und mich nicht nur auf die schlechten Dinge zu fokussieren und dies wirkte sich natürlich positiv auf meinen Krankheitsverlauf aus. Ich war viel weniger krank und mir ging es wirklich sehr gut. Das wichtigste aber war, so meine Meinung, ich fühlte mich nicht krank, sondern sehr gesund. Ich hatte meine Krankheit wirklich akzeptiert und tue dies bis heute noch.

Jedoch muss ich eingestehen, dass es ab und zu Tage gibt, an denen es mir sehr schwerfällt, meine Krankheit voll und ganz zu akzeptieren. Vor allem an Tagen, an denen ich sehr schnell an meine körperlichen Grenzen stoße. An diesen Tagen wird mir alles ein bisschen zu viel und meine Laune ist dementsprechend schlecht. Doch es kommt auf die guten, schönen Tage an, die zum Glück überwiegen.

Im Jahr 2020 schloss ich meine Ausbildung zur Fachfrau Gesundheit ab. Meistens gelingt es mir sehr gut diesen anstrengenden Alltag zu meistern. Es macht mir sehr großen Spaß. Ich liebe meinen Beruf. Anderen Menschen helfen zu können, so wie mir damals und heute immer noch geholfen wird, macht mich sehr glücklich. Zurzeit absolviere ich das weiterführende Bachelor Studium in Pflege, es macht mir sehr viel Spass und ich freue mich bereits jetzt als Pflegefachfrau in der Praxis arbeiten zu dürfen.

Ebenfalls kann ich trotz meiner Erkrankung meine Hobbies ausüben. Ich liebe das Tanzen, den Körper zu Musik zu bewegen, gibt mir ein unbeschreibliches Gefühl der Freiheit. Mit Geigenspielen begann ich in der 2. Klasse und dies macht mir immer noch riesigen Spaß.

Meine Krankheit hat viele negative Punkte, das stimmt. Jedoch liebe ich sie, sie gehört zu mir und ein Leben ohne sie wäre fast unvorstellbar. Heute muss ich dreimal am Tag Medikamente einnehmen und zweimal am Tag eine Inhalation durchführen. Meine Krankheit schränkt mich vor allem beim Sport ein. Es gibt sehr gute Tage, an denen meine Krankheit in den Hintergrund rückt und es gibt auch Tage, an denen meine Krankheit schon beim ersten Atemzug nach dem Aufstehen deutlich spürbar ist. Aber das ist nicht weiter schlimm, ich habe gelernt, wie ich damit umgehen kann.

Die pulmonale arterielle Hypertonie macht mich zu dem Menschen, der ich heute bin. Ich bin so unendlich dankbar. Dankbar, dass ich trotz meiner Erkrankung meinen Traumberuf und meine Hobbies ausüben kann und meinen nicht ganz normalen Alltag meistern kann. Dankbar für meine Familie und Freunde, die mich akzeptieren und mich nie aufgegeben haben, auch wenn alles ausweglos erschien.

Der größte Dank geht an meine Eltern. Sie lieben mich so wie ich bin und sie haben in jedem noch so traurigen Moment, das Positive gesehen und mich nie aufgegeben. Ich liebe euch. Danke.

Ohne Hoffnung gibt es keinen Morgen
- Oksanas Geschichte

Unsere innere Einstellung und Überzeugung zu Krankheiten oder persönlichen Problemen beeinflussen unser Leben unmittelbar. Denn das, was wir denken, bewusst und unbewusst, erschaffen wir als unser Leben. Es klingt zwar banal, ist es aber in Realität nicht. Wenn Patienten die Hoffnung aufgeben, mit ihrer Krankheit zurechtkommen und ein normales Leben führen zu können, dann haben sie keinen Lebenswillen mehr und Ihre Überlebenschancen sind extrem gering. Wer sich selbst aufgibt, ist verloren. Im Verlauf meiner Geschichte bekräftige ich, dass der Wille zum Leben entscheidend ist, und der Sieg nur dem Kämpfer gehört, der nie aufgibt.

2007, im Alter von 21 Jahren, erhielt ich die Diagnose IPAH. Der Schock über diesen Befund war unbeschreiblich und nicht zu überwinden. Aus meiner Kindheit wusste ich schon, was das bedeutet. Als ich 6 Monate alt war, starb plötzlich meine ältere Schwester im Alter 2,5 Jahren. Nach einer Obduktion wurde als Grund für den Tod die Anomalie der Pulmonalarterie genannt. Als ich 19 Jahre alt war, starb meine jüngere Schwester im Alter von 9 Jahren, nachdem Sie bereits 3 Jahre mit PAH lebte. Ich war das mittlere Kind und das letzte, das noch am Leben war. So eine äußerst seltene Erkrankung mit einer Eintrittswahrscheinlichkeit von 1-2 pro eine Million Menschen, hat meine Familie drei Mal getroffen. Es war ein richtiger Horrorfilm in Realität, den man leider nicht abschalten konnte.

Ich bin in der Ukraine geboren worden, wo das medizinische Niveau extrem niedrig ist und für eine IPAH-Behandlung nur sehr begrenzte Möglichkeiten bestehen. Es gab wenige Kliniken und limitierte diagnostische Ausrüstung. Medikamente sind am Markt nur sehr begrenzt vorhanden. Zudem werden für die medizinische Versorgung hohe finanzielle Mittel benötigt, da es in der Ukraine bis heute keine Krankenversicherung gibt.

Als ich 21 Jahre alt war, war die Prognose der Ärzte sehr ungünstig und grausam. Im besten Fall sollte ich nur noch etwa ein Jahr leben. Da meine Eltern und ich schon zweimal gesehen haben, wie schnell die IPAH fortschreitet und da mein Lungenhochdruck zu dieser Zeit mehr als 90 mmHg betrug, gab es auch keinen Grund, an den ärztlichen Voraussagen zu zweifeln. Ich hatte gerade mein Masterstudium erfolgreich abgeschlossen und meine erste Stelle bei einer Bank bekommen, zudem war ich frisch verliebt. Zu dieser Zeit schien mein Leben perfekt. Beschwerden, wie rasche Ermüdung oder Leistungsschwäche, die ein erstes Signal für eine Erkrankung hätten sein können, hielt nicht nur ich für unwichtig.

Dann kam der große Schock. Eines Morgens hatte ich plötzlich Schwierigkeiten einfach zu atmen. Die Symptome haben sich noch während des Tages stark verschlimmert. Ich musste mich dringend an einen Arzt wenden. Nach ein paar Tagen intensiver Untersuchungen in verschiedenen Kliniken wurde mir eine tödliche Diagnose gestellt. Es ging alles viel zu schnell, um es zu verstehen und viel zu unerwartet, da wirklich niemand gedacht hatte, dass ich die gleiche seltene Krankheit hatte, wie meine Geschwister. Besonders brisant war der Umstand, dass bei früheren ärztlichen Untersuchungen nichts Außergewöhnliches festgestellt wurde.

Im Alter von 21 Jahren musste ich für mich selbst also ziemlich schnell eine wichtige Entscheidung treffen: will ich leben und bin dafür bereit zu kämpfen, oder bin ich bereit, einfach zu sterben, da es den Ärzten zufolge in meiner Situation kaum Chancen gibt, etwas an der Situation zu ändern. Da ich leben wollte, habe ich beschlossen, nicht aufzugeben und alles Mögliche zu versuchen, um zu überleben.

Es ist kaum zu glauben, aber in einem großen Land, wie der Ukraine, habe ich nur eine einzige Ärztin gefunden, die ein bisschen Ahnung in der Behandlung von IPAH hatte und für mich eine Therapie einleiten könnte, die die Symptomatik sowie meine Lebensqualität verbessern könnte. Ich habe damals den Wirkstoff Sildenafil, dann Iloprost, Digoxin sowie Diuretika und Antikoagulation als Therapie bekommen. Das Klinikum, in das ich regelmäßig zur Kontrolle musste, war mit dem Zug ca. 12 Stunden von meiner Heimatstadt entfernt. Für alles, auch für die ärztliche Beratung und die Medikamente, musste ich selbst zahlen. Meine Eltern konnten mich finanziell nicht viel unterstützen, da sie Rentner sind, und mit meinem Gehalt als Berufseinsteiger in einer Bank konnte ich meine Aufwendungen für die Medikation nicht einmal zu einem Viertel decken. Das war der zweite Horror, den ich erleben musste. Um leben zu dürfen und um Medikamente kaufen zu können, musste ich extrem hart arbeiten, mit dem

Ziel, ein besseres Gehalt zu erhalten.

In der Zeit, in der viele Patienten mit IPAH ein sehr ruhiges Leben führen, habe ich sehr hart und viel für eine große internationale Firma gearbeitet und blitzschnell eine erfolgreiche Karriere gemacht – nur so konnte ich ausreichend Geld verdienen, um mit meinen medizinischen Aufwendungen zurechtzukommen. Mit der Zeit wurde es immer anstrengender, da sich die Dosis von notwendigen Medikamenten immer weiter erhöht hat. Zudem waren die Preise der neuen Medikamente einfach viel zu hoch, um diese privat zahlen zu können.

Nichtsdestotrotz habe ich statt einem Jahr, wie von den Ärzten prognostiziert, sieben Jahre gelebt. Während dieser Zeit durfte ich viele schöne Dinge erleben. Mit der vorletzten Stufe von IPAH, WHO-Funktionsklasse III, habe ich das Leben gelebt, das viele gesunde Menschen nicht schaffen.

Als ich 27 Jahre alt war, schritt die Krankheit weiter fort. Trotz maximaler medikamentöser Therapie verbesserte sich mein Zustand nicht: Mein 6-Minuten-Gehtest ergab weniger als 50 Meter. Duschen war für mich schon viel zu anstrengend. An Arbeiten war nicht mehr zu denken. Ich hatte starke Brustschmerzen und konnte kaum von meinem Bett bis zum Bad laufen, ohne total erschöpft zu sein.

Eine Lungentransplantation war für mich die letzte mögliche Option. Aber wie alles in meinem Leben war es nicht so einfach, da in meinem Land aufgrund fehlender Kliniken, Fachkräfte sowie aufgrund fehlender Gesetze keine Lungentransplantation möglich war. In 2012 musste ich einen neuen Horror erleben: Ich musste mich wieder entscheiden, will ich kämpfen und im Ausland eine Lösung für mich suchen oder - da es extrem teuer ist - aufgeben und sterben. Und ich habe beschlossen, weiter zu kämpfen.

Es ist schwierig zu sagen was komplizierter war, ein Klinikum zu finden, in dem ich als Nicht-EU-Bürgerin eine Lungentransplantation bekommen durfte oder die wahnsinnig hohe Geldsumme zu finden, um eine solche OP finanzieren zu können. Viele Patienten haben Angst vor der Lungentransplantation, da es sich um eine sehr komplizierte OP handelt, die mit vielen Risiken verbunden ist. Ich habe aber niemals an die Risiken gedacht. Mir war klar, dass ich leben möchte. Und wenn ein Weiterleben an der Vornahme einer Lungentransplantation hängt, wähle ich diese Option, ohne nachzudenken.

Alle Kliniken weltweit, die eine Lungentransplantation vornehmen, haben mir abgesagt. Das war aber auch kein Wunder, da viele Zentren Organe nur für die eigene Bevölkerung ausgeben dürfen. Die Kliniken, die eine Quote in Höhe von ein Prozent aller Transplantationen für Ausländer vornehmen dürfen, wollten mich insbesondere nach dem Transplantationsskandal von 2012 nicht operieren. Nur eines wäre bereit gewesen. In meinem schwierigen Zustand bin ich dann ganz alleine ohne deutsche Sprachkenntnisse nach Deutschland geflogen. Da musste ich jedoch einen weiteren Tiefschlag verkraften. In Deutschland angekommen, wurde ich trotz schriftlicher Bestätigung der Möglichkeit einer Transplantation eines Klinikums und nachdem ich einen fünfstelligen Geldbetrag für Untersuchungen bezahlt hatte, von dem Klinikum abgelehnt, mit der Begründung, die Quote sei nun bereits ausgeschöpft. Ich habe aber auch zu diesem Zeitpunkt nicht aufgegeben und - obwohl es absolut unrealistisch war - schließlich ein relativ kleines Klinikum in Deutschland gefunden, das noch eine Quote für Ausländer verfügbar hatte. Da bin ich schließlich gelandet, um dort drei Tage lang Verhandlungen über die Vornahme einer Transplantation zu führen. Das Problem für die Klinik war zum einen mein schlechter Gesundheitszustand, durch den ein Warten auf die OP mit einem sehr großen Risiko verbunden war und zum anderen, dass sie keine Transplantation durchführen, wenn eine adäquate postoperative Nachsorge für den transplantierten Patienten nicht gewährleistet ist. So habe ich mich entschlossen nach Deutschland umzuziehen. Ich war bereit wirklich alles zu tun, um meine Chance auf das Leben zu erhalten.

Nach den Verhandlungen mit dem Klinikum, die letztendlich positiv für mich ausgingen, bin ich erstmal in die Ukraine zurückgekehrt. Die nächste Herausforderung für mich bestand nun darin, die nötigen Gelder zu finden, um die OP privat finanzieren zu können. Da es eines gewaltigen Geldbetrages bedurfte, habe ich weltweit gesucht und mich an alle möglichen Wohlfahrtsverbände, Organisationen, Politiker, Fernsehsendungen sowie die ukrainische Diaspora gewendet. Meine besten Freundinnen haben mir mit dieser „Kampagne" sehr geholfen. Zusammen haben wir in knapp acht Monaten die notwendigen Gelder eingesammelt. Niemand von meiner Verwandten, Bekannten etc. hatte wirklich geglaubt, dass ich das schaffe. Ganz im Gegenteil: Meine Eltern haben oft zu hören bekommen, dass sie einfach akzeptieren müssen, dass ihr letztes Kind auch sterben wird. Da ich aber nie aufgegeben habe, habe ich solche Leute einfach ignoriert.

Wie die Zeit gezeigt hat, hat sich das gelohnt, da ich es mit meinem Willen nicht nur geschafft habe, ein Klinikum zu finden, sondern auch die notwendigen Gelder aufzubringen.

Nachdem ich den Betrag an das Klinikum überwiesen hatte, durfte ich nach Deutschland kommen, um auf meine neue Lunge zu warten. Im April 2013 bin ich dann nach Deutschland umgezogen. Genau ein Jahr später, im April 2014, habe ich endlich die so sehnlich erwartete Lungentransplantation bekommen. Ein Jahr lang habe ich auf meine neue Lunge gewartet. Um keine Zeit zu verlieren, da ich natürlich schon einen genauen Plan im Kopf hatte, was ich als nächste erledigen muss, habe ich mich intensiv mit der deutschen Sprache beschäftigt. Das hatte für mich eine positive Wirkung, da ich durch das Lernen weniger Zeit für schlechte Gedanken hatte. Zudem verging die Wartezeit schneller.

Da ich alleine nach Deutschland gekommen war, waren viele Sachen für mich nicht einfach. Aber ich habe neue Freunde gefunden, die mich auf diesem Weg unterstützt haben. Ein Sprichwort bei uns heißt: Gott gibt einem Menschen nur die Prüfungen, die er auch bewältigen kann. So war und ist meine Einstellung. Ich wusste wofür ich kämpfe und ich hatte nie Zweifel, dass ich meine Lunge bekomme. Am 9 April, genau 9 Jahre, nachdem meine jüngere Schwester im Alter von 9 Jahren gestorben war, habe ich mein neues Leben bekommen. Kann es ein Zufall sein, dass alle meine Schwestern am 9. eines Kalendermonats geboren sind, so wie ich übrigens auch?

Nach der Transplantation lag ich etwa 12 Tage im künstlichen Koma und habe stark an Gewicht verloren. Von 50-52 kg vor der OP ging das Gewicht runter auf unter 38 kg nach der Transplantation. Ich war extrem schwach und hatte anfangs schreckliche Halluzinationen. Da ich absolut allein war und meine Eltern aufgrund eigener gesundheitlicher Probleme leider nicht nach Deutschland kommen konnten, waren für mich die Tage nach der Transplantation nicht nur mit körperlichen, sondern auch mit seelischen, Schmerzen verbunden. Aber auch hier habe ich versucht, weniger Mitleid mit mir selbst zu haben und einfach allen ärztlichen Anweisungen brav Folge zu leisten. Denn ich wusste: Alle Schwierigkeiten sind temporär und am Ende wird alles gut. Das hat sich dann auch gelohnt.

Einen Monat nach der Transplantation bin ich aus dem Krankenhaus entlassen worden. Anschließend durfte ich zur Reha nach Schönau. Nach drei Wochen Reha ging es mir spürbar besser. Unmittelbar nach der Reha habe ich zwei Sprachprüfungen gemacht, da ich vorhatte, an einer deutschen Uni BWL zu studieren, mit dem Hintergrund, dass ich nach der OP gerne wieder in meinem Beruf arbeiten möchte. Da Arbeitgeber in Deutschland mein Diplom aus der Ukraine jedoch nicht anerkannt haben, musste ich noch einmal studieren. Auch den Führerschein musste ich nochmals machen. Aber ich bereue nichts.

Jeder meiner transplantierten Bekannten hat mir gesagt, dass das erste Jahr nach der OP das Schwierigste ist. Man ist zu schwach, um überhaupt etwas zu tun. Ich musste mich aber sehr beeilen, um wieder arbeiten und Geld verdienen zu können. Vier Monate nach der Transplantation war ich schon Studentin an einer deutschen Universität und in weniger als zwei Jahren habe ich bereits meinen BWL Master bekommen. Neben dem Studium habe ich für eine internationale Firma gearbeitet und noch ein Fernstudium gemacht. Ich weiß, das alle Beschränkungen nur in unserem Kopf existieren. Wenn man etwas wirklich will, kann man das auch schaffen, unabhängig von Umständen.

Das erste Jahr nach der Transplantation war wirklich nicht einfach: Ich hatte dreimal eine Abstoßungsreaktion, die dank einer schnellen Behandlung beseitigt werden konnte. Nach dem Studium konnte ich einen sehr guten Job finden und dadurch ein unbefristetes Visum für hoch qualifizierte Fachkräfte bekommen. Ich kann nicht sagen, dass das Leben nach der Transplantation problemlos ist, aber ich weiß, dass ich ein vollwertiges Leben habe, für das ich unendlich dankbar bin.

Die Krankheit annehmen - Theresas Geschichte

Die Erstdiagnose meiner pulmonalen Hypertonie bekam ich im Oktober 2003 in Basel. Ich war damals 47 Jahre alt. Ein halbes Jahr vorher hatte ich bereits heftige Symptome, wobei sicher die Müdigkeit und nachlassende Leistungsfähigkeit schon einige Monate früher begonnen hatte. Ich schob das auf den Beginn der Wechseljahre. Es war ein heißer Sommer 2003 und ich hatte Atemnot beim Fahrradfahren und Laufen. Ich war immer sehr engagiert und unterwegs. In jungen Jahren hatte ich geraucht und so bekam ich Angst, dass ich nun Lungenkrebs habe. Ich hatte die Befürchtung, etwas Schlimmes zu haben und bin zu meinem Hausarzt gegangen. Da wurde ich zum Pneumologen geschickt und der hatte ein Anstrengungsasthma diagnostiziert. Er hatte mir Medikamente dagegen gegeben, die aber nichts genutzt haben.

Per Zufall hatte ich dann im Fernsehen einen medizinischen Bericht über pulmonale Hypertonie gesehen. Dort hat ein Mann erzählt, wie es ihm mit dem Lungenhochdruck geht und wie er sich fühlt. Da wusste ich, ich habe diese Krankheit. Ich bin dann zu meinem Hausarzt und habe ihm das erzählt. Der hat gleich abgewunken, denn die meisten Ärzte hören nicht gern, wenn man was vom Fernsehen oder Internet sagt. Doch ich habe darauf bestanden, dass man das abklärt. Er schickte mich zum Herzultraschall. Dort hat man dann gesehen, dass der Druck sehr hoch ist in der Lunge. Ich hatte einen sPAP von 100 mmHg, sodass ich in die Uniklinik kam, wo die PAH definitiv diagnostiziert wurde. Der mPAP beim Rechtsherzkatheter lag schon bei 67 mmHg. Da keine Ursache festgestellt werden konnte, kam man zum Ergebnis „idiopathische pulmonale Hypertonie".

Die sechs Monate bis zur Diagnose waren vergleichsweise eine kurze Zeit. Die meisten leben viel länger unerkannt damit. Ich kenne eine Frau, bei der die Diagnose erst nach neun Jahren gestellt wurde. Dass die noch lebt ist ein Wunder. Ich war ja Krankenschwester und da hatte ich nie etwas von pulmonaler Hypertonie gehört. So war ich natürlich niedergeschmettert, nachdem ich die Diagnose erfahren hatte. Man hatte mir gesagt, dass die Lebenserwartung nur zwei bis drei Jahre betrage. Ich durfte nicht mehr arbeiten gehen, mich nicht mehr anstrengen, nur in meinen vier Wänden aufhalten. Dann habe ich Sauerstoff bekommen. Das war ganz schrecklich für mich. Es hieß, dass die Krankheit unheilbar sei und es gab gerade mal ein Medikament, das den in Studien wirksamen Wirkstoff Bosentan enthielt. Bosentan war das erste orale Medikament für idiopathische PH. Man sagte mir, man wolle versuchen, den Fortschritt damit zu verlangsamen. Doch wenn das nicht anschlage, werde die Krankheit schnell voranschreiten und ich müsse sterben, wobei das letzte Szenario noch eine Lungentransplantation wäre. Immerhin sei ich ja schon in WHO-Funktionsklasse III, also in einem fortgeschrittenen Stadium. Das bekam ich damals von den Ärzten zu hören. Doch ich wollte das alles gar nicht wissen, habe es verdrängt und weggeschoben das erste halbe Jahr, bis ich den Schock überwunden hatte. Mich hatte niemand gefragt, wie ich mit dieser Diagnose zurecht komme, ob ich Unterstützung brauche oder so. Ich bin ja schon ein Mensch, der es anpackt, wenn das Schlimmste überwunden ist. Und so habe ich es angepackt, um die Zeit, die mir noch bleibt, sinnvoll zu nutzen. Ich wollte wissen, was gibt es noch alles über diese Krankheit und gibt es noch andere Menschen, die das haben in meiner Region oder in der Schweiz. Es gab eine Internetseite und eine Selbsthilfegruppe. Ich habe mir also Gedanken gemacht, was ich noch alles machen möchte in den zwei bis drei Jahren. So bin ich nochmals ans Meer gefahren und habe auch andere Sachen geschafft, die mir wichtig waren. Ich habe das Leben genossen, das mir noch verbleibt. Ich habe erkannt, dass es mich Energie kostet, die verpufft und für die Katze ist, wenn ich mich dagegen wehre. Diese Energie kann ich anders brauchen. Für positive Sachen, für Sachen die mir gut tun. Durch diese Entscheidung hatte sich schon viel gebessert.

Ich setze mich dafür ein, dass auch die Hausärzte bereits über die Krankheit Bescheid wissen. Viele haben halt kein Verständnis für die Krankheit und sagten mir immer, ich sehe ja gut aus, obwohl ich mit meinem Elektromobil unterwegs war, da ich keine längeren Strecken laufen konnte. Manche meinten auch, mit den Medikamenten hätte sich ja nun sicher das Problem gelöst. Doch es hatte sich nicht gelöst, es war dramatisch. Ich bekam von Anfang an 16 Stunden von 24 Sauerstoff. Bald hatte man festgestellt, dass die Zahl der roten Blutkörperchen gestiegen war und so musste ich 24 Stunden Sauerstoff bekommen. Zuhause hatte ich einen Sauerstoff-Konzentrator und für unterwegs Sauerstoff in Druckflaschen. Damals konnte ich das noch im Rucksack tragen. Nun geht das mit Elektromobil oder mit meinem kleinen Rollstuhl, wenn ich mal mit der Bahn reisen muss. Zu akzeptieren, dass ich solche Hilfsmittel brauche, war sehr schwer für mich. Ich bin nun froh, dadurch selbständig und frei sein zu können und auf keine Hilfe angewiesen zu sein. Das möchte ich nicht mehr missen. Nach der Diagnose war ich ein Jahr krankgeschrieben und bekam dann die Invalidenrente. Ich wollte diese Rente nicht, ich wollte arbeiten. Zu denen, die mir gesagt haben, ich hätte es doch nun schön in der Rente und könne machen was ich wolle, sagte ich nur, sie können ja gern mit mir tauschen, wenn sie das meinen. Meine Arbeit habe ich sehr gern gemacht und natürlich geht in der Rente die Anerkennung ab, die man dafür bekommen hat. So habe ich mir viele kreative Sachen gesucht, die ich schon lange machen wollte. Ich habe Harfe gespielt und gemalt. Ich habe gesehen, ich muss raus, sonst werde ich depressiv, da mir die Decke auf den Kopf fällt. Eine gute Freundin hat mich da raus geholt, da war der Bann gebrochen und ich ging öfters raus trotz dieses Schlauches in der Nase und was ich da alles mitnehmen musste. Ich war dann bei einem Treffen von Betroffenen und ich habe gemerkt, ich bin nicht mehr alleine. Das hat mir sehr gut getan. Dann habe ich die Initiative ergriffen und es kamen immer mehr dazu.

Vor der Erkrankung war ich eine gesunde Frau und hatte keine schlimmen Vorerkrankungen. Doch die kamen im Laufe der Behandlung. 2011 kam noch ein Diabetes dazu, den man auch erst nicht erkannt hatte. Es ging mir immer schlechter und niemand wusste wieso. Mir war übel und dann gab es wieder Tage, da ging es mir gut, bis mal jemand auf die Idee kam meinen Blutzucker zu messen. Der war massiv erhöht und so wusste man, dass es eben Diabetes war. Da musste ich Tabletten und auch gleich Insulin nehmen, weil ich mich ja nur viel zu wenig bewegen kann. Damit bin ich jetzt gut eingestellt und kann auch mal eine Pizza essen. Sonst hat man ja gar keine Lebensqualität mehr. Durch die Veränderung des Stoffwechsels mit der PH kann eher Diabetes entstehen und ich bin auch familiär vorbelastet. Durch die vielen Medikamente, die ich schon seit sechzehn Jahren nehme, bekam ich leider auch noch eine Niereninsuffizienz. Wenn man dazu noch Herzinsuffizienz hat, wie bei mir, ist das ein Teufelskreis, da man wegen dem geschwächten Herz nicht so viel trinken soll, aber wegen der Nierenschwäche eben mehr trinken sollte. Neben den vielen Tabletten nehme ich auch homöopathische Sachen, da mein Kardiologe auch anthroposophischer Arzt ist. Das tut mir gut. Er hatte mir da auch etwas gegen meine Herzrhythmusstörungen gegeben, was mir sehr geholfen hat. Ich habe also die Schulmedizin, ohne die ich nicht sein kann und daneben auch das Komplementäre. Man braucht jemand, der sich damit gut auskennt, da viele der naturheilkundlichen Präparate auch mit den Tabletten wechselwirken können, also deren Wirkung aufheben oder verstärken.

Am Anfang bekam ich ja für drei Monate das Bosentan, da dies bei dem Mann aus dem Fernsehbericht gut gewirkt hatte. Bei mir hat es wohl nicht so viel gebracht, obwohl ich auch nicht sagen kann, wie es ohne gewesen wäre und ob der Zustand sich dann verschlimmert hätte. Bei der Kontrolluntersuchung war der Befund nach diesen drei Monaten jedenfalls unverändert, eher sogar ein bisschen schlechter. Also bekam ich dann das Iloprost zum Inhalieren. Alle zweieinhalb Stunden musste ich das mit einem Ultraschallvernebler inhalieren. Das hat dann besser gewirkt, doch leider ist die Dauer der Wirkung nicht sehr lange. Nach längerer Zeit kam dann noch das Sildenafil dazu. Das wurde damals in einer Studie an Bergsteigern getestet, die ja in der Höhe auch einen hohen Lungendruck haben. Es hilft mir heute noch sehr sehr gut. Erst hatte ich dreimal 50 mg und seit einiger Zeit schon nehme ich viermal 50 mg.

2009 war ich auch in einer Studie mit Imatinib, das ja bis dahin nur zur Krebstherapie - hauptsächlich chronische Leukämie - verwendet wurde und bis heute nur dafür zugelassen ist. Dieser Wirkstoff hatte bei mir eine ganz deutliche Verbesserung gebracht. Ich konnte vom Sauerstoff weg und es war nach einem Jahr viel besser. Doch dann bekam ich leider eine Hirnblutung. Es gab in dieser Studie drei oder vier solche Vorfälle und daher wurde sie beendet, ich musste es absetzen und das Imatinib erhielt keine Zulassung gegen die PH. Das ist sehr schade. Ich nahm ja das Phenprocoumon zur Blutverdünnung wegen dem Herzen. Damit war ich auf einen INR von 2,5 eingestellt. Das Imatinib hat dann das Blut zusätzlich verdünnt, so dass es zu dieser Blutung kam. Man hätte den INR durch eine geringere Dosis des Phenprocoumon auf 1,5 einstellen müssen, doch das wusste man damals nicht. Da man Angst hatte, dass ich eine erneute Hirnblutung erleiden könnte, hat man das Imatinib ein Jahr lang pausiert. Mir ging es in dieser Zeit sehr viel schlechter. Es war extrem. Ich hatte nur noch knapp 90 Prozent Sauerstoffsättigung.

Dann hat mich mein Professor gefragt, ob ich das Medikament nicht noch mal probieren möchte, „Off-Label", also außerhalb des durch die Arzneimittelbehörden zugelassenen Gebrauchs. Er hat dann sich dann die Übernahme der Kosten durch die Krankenkasse zusichern lassen und wir haben wieder damit begonnen. Seitdem wird es wieder besser. Medikamente zur Blutverdünnung nehme ich allerdings nun gar keine mehr, da laut meinem Neurologen das Risiko einer Blutung bei mir höher sei, als das einer Embolie. Ich glaube ohne dieses Medikament würde ich nicht mehr leben.

Nach Jahren hatte das inhalative Iloprost nicht mehr gereicht. So bekam ich in Basel schließlich Trepostinil über eine subkutane Pumpe, unter die Haut. Die Schmerzen, die ich dadurch hatte, waren der Horror, das war ganz schlimm. Doch ich hatte mich ein Jahr lang durchgebissen, bis ich nicht mehr konnte und ich habe gesagt, ich kann das nicht mehr. Die Ärzte in Basel wussten nicht weiter und sagten, sie hätten nichts Weiteres mehr. So bin ich nach Zürich gegangen, um eine Zweitmeinung einzuholen. Dort bekam ich im März 2009 einen Katheter gelegt und darüber wurde nun das Iloprost über eine Pumpe in die Vene gespritzt. Seither habe ich diese Pumpe und es geht mir gut damit. Zweimal hatte ich Infekte an der Einstichstelle, aber nun seit über sechs Jahren schon keine mehr. Es wurde schon mal die implantierte Pumpe in Betracht gezogen, aber bei mir ist es immer schlimm, wenn ich Medikamente wechseln muss. Ich hatte ja schon einmal kurzfristig von dem Bosentan auf das Macitentan gewechselt und da ging es mir gar nicht gut. Mein Körper hatte rebelliert und ich musste zurück auf das Bosentan. Man sagte mir, dass es mir mit dem Wechsel auf die implantierte Pumpe auch so gehen könnte. Daher bleibe ich bei meiner externen Pumpe, so lange es mir nicht schlechter geht. Immerhin bin ich nun so gut eingestellt, dass ich von WHO-Funktionsklasse III auf WHO-Funktionsklasse II gekommen bin. Beim Abbruch vom Imatinib war ich auf WHO-Funktionsklasse IV, da ging es mir extrem schlecht. Da hat man schon eine Lungentransplantation überlegt, das wollte ich aber nicht. Ab einem gewissen Alter bekommt man ohnehin kein Organ mehr.

Ich bin froh, dass ich das 63. Lebensjahr erreicht habe und hoffe immer, dass noch etwas kommt, das die Lebensqualität noch mehr verbessern kann. So bin ich zufrieden und genieße das was ich noch machen kann. Die kleinen Dinge sind mir wichtiger geworden, als das Reisen z. B.. Natürlich verschlechtert sich der Zustand schleichend, da ja auch die Muskulatur abgebaut wird, obwohl ich schon Übungen mache, die ich in der REHA in Heidelberg gelernt hatte. Ich leide halt immer am nächsten Tag, wenn ich zuviel gemacht habe. Darum muss ich schon aufpassen, denn ich will ja nicht, dass das Herz plötzlich aufhört zu schlagen, das ist halt immer etwas grenzwertig. Im Moment muss ich alle sechs Monate ins PH-Zentrum zur

Kontrolle. Da bei mir – wie bei vielen PH-Patienten – ein Eisenmangel vorliegt, bekomme ich zweimal im Jahr eine Eiseninfusion. Heute wird das in den PH-Zentren kontrolliert. Früher wusste man es nicht. Der Herzkatheter wird nur noch sporadisch gemacht, nicht mehr so häufig wie früher. Bei uns in der Schweiz wird der Katheter über die Halsvene gemacht und ambulant, d. h. man muss nicht stationär in der Klinik bleiben. Das ist viel besser als über die Leiste. Eine Zahnarztbehandlung ist viel schlimmer. Am Anfang hat man Angst, wenn das Herz stolpert, wenn der Schlauch durch das Herz geschoben wird, aber da gewöhnt man sich dran und die nächsten Rechtsherzkatheter sind gar nicht mehr schlimm.

2010 haben wir dann den Verein in der Schweiz gegründet. Fünf Jahre war ich dort Vorsitzende und hab das mit aufgebaut mit anderen. Die Gründung und der Aufbau des Vereins wurde zu meinem Lebensinhalt, endlich hatte ich wieder eine Aufgabe! Ich berate immer noch Betroffene mit Erstdiagnose. Kräftemäßig bin ich als Vorsitzende zurückgetreten, ich wollte nicht mehr das Zugpferd sein. Das kostete viel Energie, doch ich bin immer noch dabei und helfe mit den Sponsoren mehr im Hintergrund. Darin habe ich meine Aufgabe gefunden, die mir viel gegeben hat. Es hat mir sehr geholfen, dass es mir gelungen ist, es anzunehmen und dadurch habe ich viele Leute kennengelernt auch bei den Treffen in Deutschland. Wir sind eine große Familie geworden. Bis auf ganz wenige Ausnahmen ist der Ton sehr herzlich und es geht den Menschen um die Sache und nicht darum sich selbst zu profilieren.

Ich berate Menschen, die gerade die Diagnose erhalten haben. Denen sage ich immer, dass es ein Leben mit dieser Krankheit gibt und sie den Schalter umlegen können, wenn sie es annehmen. Man soll daran denken was man noch kann und nicht darüber was man nicht mehr kann. Dann ist es noch wichtig die Medikamente so zu nehmen, wie es der Arzt gesagt hat. Ich habe durch meine Krankheit schon so viele tolle Leute kennengelernt und tolle Momente erlebt, die ich sonst nicht erlebt hätte. Natürlich ist es eine schwierige Krankheit und wenn ich einen Wunsch offen hätte, würde ich lieber gesund sein.

An das Unmögliche glauben - Monikas Geschichte

Der dringende Verdacht auf eine schwere idiopathische (primäre) pulmonale Hypertonie ergab sich im Oktober 2003 im Alter von 38 Jahren in einem Krankenhaus des Nachbarortes. In der dortigen Kardiologie wurde beim Ultraschall des Herzens und beim anschließenden Rechtsherzkatheter eine Rechtsherzvergrößerung mit Trikuspidalklappeninsuffizienz dritten Grades festgestellt. In Ruhe lag da der Spitzenwert des pulmonalarteriellen Druckes (sPAP) knapp über 80 mmHg und der mPAP über knapp 50 mmHg. Nach Volumenbelastung stieg der mPAP auf 56 mmHg. Unter Belastung, bei der gleichzeitig durchgeführten Fahrradergometrie im Liegen, die ich wegen der Atemnot abbrechen musste, stieg das Herzzeitvolumen inadäquat an, der sPAP erhöhte sich auf 120 mmHg und der mPAP auf 76 mmHg.

Die Gesamtbeurteilung ergab:
1. Erhöhter mPAP in Ruhe und unter Belastungsbedingungen.
2. Kein Sättigungssprung zwischen rechtem Vorhof und Pulmonalarterie, somit kein Hinweis auf einen möglichen Links-Rechts-Shunt.
3. Erniedrigtes Herzzeitvolumen in Ruhe und unter Belastungsbedingungen.
   Deutlich erhöhter Widerstand im kleinen Kreislauf (Lungenkreislauf).

Der Kardiologe informierte mich nach den durchgeführten Untersuchungen über eine spezialisierte Ambulanz für pulmonale Hypertonie, im Uniklinikum in Hessen, und vereinbarte dort gleich einen Termin für den nächsten Monat. Zur ersten Sprechstunde, nahm ich dann alle Untersuchungsunterlagen mit. Bei diesem Kardiologen konnte ich mich übrigens noch Jahre später persönlich bedanken, dass er die notwendigen Untersuchungen durchführte, die zur Diagnose führten. Ich besuchte da im Nachbarort eine Veranstaltung der Herzstiftung in der VHS, bei der auch er referierte.

Im PH-Zentrum der Uniklinik wurden im November und Dezember 2003 bei den Untersuchungen und der - aufgrund von Dyspnoe -

abgebrochenen Spiroergometrie eine stark eingeschränkte max. Sauerstoffaufnahme, bei ventilatorischer Ausbelastung, sowie schwerstgradige Gasaustauschstörungen und eine schwerstgradig eingeschränkte Atemeffektivität diagnostiziert. Eine maximal erhöhte Totraumventilation gab einen Hinweis für Perfusionsstörungen, wie bei Lungenembolien. Eine Erklärung hierzu: Die Totraumventilation bezieht sich auf jenen Teil der Atemluft, der in den Atemwegen zwar hin und her bewegt, aber nicht „veratmet" wird. Als Totraumventilation bezeichnet man auch die Belüftung (Ventilation) aller Anteile des Respirationstraktes, die nicht am Gasaustausch teilnehmen (Totraum).

Der spAP und der mPAP der ersten Katheteruntersuchung bestätigten sich. Durch die Computertomografie und Perfussionsszintigrafie der Lunge konnte eine Lungenfibrose, Lungenembolien und eine CTEPH ausgeschlossen werden. Es zeigte sich kein Nachweis der vorher umschriebenen Aktivitätsminderungen oder Ausfälle. Rechtsherzbelastungshinweise inklusive Zeichen für eine pulmonale Hypertonie fanden sich sowohl in der Echokardiografie des Herzens, im EKG als auch im Röntgenthorax. Bei der Laboruntersuchung des Blutes erwies sich der NT-proBNP-Wert, auch ein Rechtsherzbelastungsmarker, im deutlich erhöhten Bereich. Eine weitere Einschwemmkatheteruntersuchung (Rechtsherzkatheter) mit Vasoreagibilitätsprüfung wurde durchgeführt, um auch Reaktionen auf inhaliertes NO (Stickstoffmonoxid, da dann die Wirkstoffklasse der Calciumantagonisten) und Iloprost (Wirkstoffklasse der Prostazyklin-Analoga) zu testen, bzw. dadurch eine gefäßerweiternde Wirkung in der Lunge zu erzielen und eine Behandlung zu beginnen. Es zeigte sich bei diesen Untersuchungen eine sehr schwere pulmonale Druck- und Widerstandserhöhung mit sehr stark reduziertem Herzzeitvolumen (HZV) und sehr schwere Gasaustauschstörungen, sowie positive Reaktionen auf den Wirkstoff Iloprost.

Im Alter von 38 Jahren bestätigte sich somit der Verdacht und die Diagnosen lauteten nun:
1. Schwere IPAH
2. Mittelgradig- bis schwere respiratorische
3. Partialinsuffizienz
4. Diastolische Compliancestörung
5. erniedrigtes Herzzeitvolumen

Im Januar 2004 wurde mir die Sauerstofftherapie verordnet mit 2 bis 3 Litern/min. über ca. 16 Stunden täglich, hauptsächlich Nachts, da ich zu der Zeit in der WHO-Funktionsklasse IV bis III eingestuft war. Die Langzeitsauerstofftherapie war bei mir zwingend erforderlich und diese ist als lebensverlängernd zu betrachten. Wir begannen auch mit der Studie zu dem Wirkstoff Ambrisentan (Wirkstoffklasse der Endothelin-Rezeptorantagonisten), der zur Behandlung der IPAH eingesetzt werden sollte. Der Wirkstoff Beta-Acetyldigoxin wurde mir damals noch verordnet. Dieser sollte die verminderte Herzkraft steigern und gegen die Atemnot, Pulsbeschleunigung (auch Herzrhythmusstörungen) und Flüssigkeitsansammlung im Gewebe einwirken. Zudem wurde Phenprocoumon aus der Wirkstoffklasse der Vitamin-K-Antagonisten (Cumarine), ein Blutverdünner (Gerinnungshemmer), zur Behandlung und Prophylaxe von Thrombosen und Embolien angewendet. Weiterhin kamen noch zwei entwässernde u. blutdrucksenkende Medikamente zur Behandlung hinzu. Das waren die Wirkstoffklassen der Aldosteron-Antagonisten, 50 mg täglich, (kaliumsparende und der Thiazid-ähnlichen Diuretika), 10 - 15 mg tgl..

Welche Symptome hatte ich da? Ich war schon kurzatmig mit blauen Lippen, bereits beim Telefonieren im Sitzen, in der Firma und zu Hause. Das Treppensteigen dort und in unserer Etagenwohnung war sehr schwierig. Auch Steigungen konnte ich immer schlechter bis gar nicht bewältigen. Auch die Ausübung meiner beruflichen Tätigkeiten und die Konzentration auf diese kosteten mich sehr viel Kraft bzw. funktionierten nicht mehr. Ich wurde sehr langsam, hatte Herzrasen und mitunter auch Herzschmerzen, einen Druck auf der Brust und trocken Husten. Ich war nur noch müde und hatte oft einen erhöhten Ruhepuls, auch über 120 Schläge in der Minute. Deshalb war ich sehr erleichtert darüber, dass ich nun eine Diagnose hatte. Ich suchte und kaufte mir ein Medizinlexikon, in dem nur eine kurze Erklärung zum Thema Lungenhochdruck stand, dafür fand ich Erklärungen der mir unverständlichen Begriffe. Weiterhin erhielt ich Informationen zur IPAH durch den Kardiologen, und Zeitungsausschnitte, über Ärzte und Wissenschaftler des PH-Zentrums in Gießen. Diese forschten an Therapieansätzen und entwickelten Medikamente zur Behandlung der PH. Meine Apotheke druckte mir Infos zur Krankheit und zu einem entsprechendem Behandlungsmedikament aus. Ein Familienmitglied übergab mir Material aus dem Internet, da ich zu der Zeit keinen Internetzugang hatte. Das PH-Zentrum verwies mich außerdem an einen Selbsthilfeverein, der gegründet wurde, um Patienten mit pulmonaler Hypertonie zu helfen. Ich konnte mich bereits in dessen Patientenbroschüre informieren, die im Zentrum auslag (2006 trat ich dann dem ph e.v. bei, wurde somit Mitglied und bestellte mir danach den Patientenratgeber im Taschenbuchformat).

Vor der Diagnose verstarb 1999 mein Schwiegervater, nach Jahren eines schweren Krebsleidens, im Krankenhaus. In 2000 quälten mich heftige Sturzblutungen mit Schmerzen, die durch Myome verursacht wurden. Ich ging weiter zur Arbeit und machte währenddessen meinen Führerschein. Später wurden die Myome im Krankenhaus des Nachbarortes entfernt. In der Firma wurde die Situation, auch durch vorherige Rationalisierungsmaßnahmen (Kollegen aus anderen kaufmännischen Abteilungen kündigten selbst), immer schwieriger. Ich übernahm da bereits die Vertretung meiner Kollegin in Urlaubs- und Krankheitszeiten und erledigte auch Aufgaben aus anderen Abteilungsbereichen. Wir zwei hatten, im wöchentlichen Wechsel, unterschiedliche Arbeitszeiten. Da stand ich ständig unter Zeitdruck, denn im In- und Auslandsversand waren damals die Fracht- und Ausfuhrpapiere recht umfangreich und mussten den rechtlichen Vorgaben bzw. den Zollbestimmungen entsprechen. Dafür haftete auch ich mit meiner Unterschrift. Ich übte alle damit verbundenen kaufmännischen (teilweise auch versandtechnischen) Tätigkeiten aus. Ich arbeitete auch die Pausen durch. Ihre oder meine Abteilung sollte auf Sicht aufgelöst werden. Unsere Büros, bzw. der Empfang mit Telefonzentrale und Registratur, wo meine Kollegin arbeitete, lagen auf unterschiedlichen Etagen, was es mir zuletzt nicht einfacher machte meine Aufgaben zu erledigen. Ich litt unter verschiedenen Allergien und auch unter Atemwegsinfekten, die durch die Nähe zur Galvanik im Betrieb, noch „befeuert" wurden. Die Belastungen wurden nicht weniger. Mein großes Verantwortungsbewusstsein, und dass ich auch unter Zeitdruck gründlich arbeiten konnte, wurde da schon ausgenutzt. Ich schlief immer schlechter und hatte Magenprobleme.

2002, ca. 1 ½ Jahre vor der Diagnose IPAH, erlitt ich dann einen Zusammenbruch und musste in der Klinik stationär und psychosomatisch behandelt werden. Man versuchte da mir zu vermitteln auf meinen Atem und meinen Körper zu achten. Auch zeigte man mir Atem- und Bewegungsabläufe. Heute würde man Burnout-Depression zu solch einem Zusammenbruch sagen. Das ich bei allem langsamer und atemloser wurde, und mir das Konzentrieren auf meine Aufgaben schwerer fiel, schoben wir auf die Depression und die Psychopharmaka. Auch die Gewichtszunahme konnte durch diese Medikamente verursacht werden. Ich vermutete nicht, dass es eine andere Ursache haben könnte. Mich traf es sehr, dass ich nicht mehr so leistungsfähig und sportlich war. Auch soziale Kontakte konnte ich nicht mehr so pflegen.

Nach der Wiedereingliederung arbeitete ich weiter. Ungefähr 8 Monate vor der PH-Diagnose, bekam ich noch mehr Probleme, Steigungen zu bewältigen und Treppen zu steigen. Da ahnte ich noch nicht, dass es die IPAH sein könnte, die mir die Luft zum Atmen und die Kraft raubte.

In 2003 suchte ich aufgrund meines Zustandes einen Lungenfacharzt auf, der nach der Lungenfunktionsprüfung zu mir sagte: „Es ist alles in Ordnung, Sie sind nur nicht trainiert." Er ordnete auch keine weiteren Untersuchungen an. Ich bewältigte da - wie schon erwähnt - u. a. bereits regelmäßig seit ca. 15 Jahren zu Hause in unserer Etagenwohnung und in der Firma bei der ich beschäftigt war mehrere Treppenetagen und war daher keineswegs untrainiert! Auch betätigte ich mich davor sportlich. Dieser Lungenfacharzt führte schlichtweg keine Blutgasanalyse, auch BGA genannt, und keine Diffusionsmessung durch. Ich wusste damals noch nicht, dass diese dann wohl schon schwere Gasaustauschstörungen aufgezeigt hätten. Den Termin, den ich danach selbst bei einem Kardiologen vereinbarte, konnte ich nicht wahrnehmen. Ich ging also weiter mit blauen Lippen und in schlechtem körperlichen Zustand zur Arbeit, bis ich selbst als Notfall das Krankenhaus, wie eingangs beschrieben, aufsuchte.

Auch in meiner Familie war davor und danach die Situation nicht so einfach, da meine Eltern seit Jahrzehnten selbst chronisch krank waren. Unsere Familienvorgeschichte war auch mit Herz- und weiteren Krebserkrankungen belastet. Ich war ungefähr 13 Jahre jung, als mein Vater in die Frührente ging. Es nagte an mir, dass ich meine Eltern - auch wegen meiner körperlichen Einbußen - nach der Diagnose nicht mehr so unterstützen konnte wie meine zwei Geschwister. Diese waren im weiteren Verlauf mit der Pflege meiner Mutter sehr gefordert. Ich hatte auch nach der Diagnose IPAH meine Grenzen überschritten, um weiterhin „funktionieren zu können", bzw. die Erwartungen, die an mich gerichtet waren, zu erfüllen. Ich tat, was mir möglich war.

Das Umfeld reagierte da auch verletzend, worunter ich sehr litt. Ich suchte mir meine Erkrankungen nicht aus, ich versuchte „nur" mit IPAH und mit den täglichen Herausforderungen zu leben. Um den

Ernst aus den Situationen zu nehmen und wenn wir unterwegs waren scherzte ich: „Ich habe wieder meine Taucherausrüstung dabei". Damit meinte ich mein mobiles Flüssig-Sauerstoffgerät. Zu den Atemgeräuschen sagten wir dann: „Ich bin dein Vater, komm´ auf die dunkle Seite", in Anspielung auf „Darth Vader" aus dem Film „Krieg der Sterne." Wenn jemand mein Sauerstoffgerät im Trolley sah, fragte man, ob ich COPD habe. Dann klärte ich auf, dass ich unter Lungenhochdruck im Lungenkreislauf und an Herzschwäche mit Sauerstoffmangel leide. Den kannten die meisten nicht. Weiterhin konnte ich Rat geben, wie Betroffene mit Atemnot mit ihren Ärzten und Krankenkassen über eine eventuelle Verordnung von Sauerstoff sprechen könnten.

Wie ging es beruflich und überhaupt weiter? Seit Oktober 2003 war ich bereits einige Monate krankgeschrieben. Zu dem Zeitpunkt war ich nicht rehafähig, deshalb teilte meine Krankenkasse mir mit, dass ich schon mal die Rente beantragen sollte. Dies tat ich. Weiterhin erhielt ich die Kündigung durch die Firma und mir wurde nach den Begutachtungen die volle Erwerbsminderungsrente zugebilligt. Alle zwei Jahre erhielt ich einen Nachprüfungsfragebogen, damit ich die Rente weiterhin erhalten konnte. Seit ca. fünf Jahren bekomme ich die Rente auf Dauer, also bisher ohne weitere Nachprüfung.

Nach Erkundigung beim PH-Zentrum stellte ich beim zuständigen Versorgungsamt einen Antrag auf Feststellung des Grades der Behinderung (GdB). Da man damals meine IPAH nicht kannte, musste ich alle Einschränkungen beschreiben, wurde untersucht und legte auch die Befunde des PH-Zentrums vor, um diesen Grad zu erhalten. Nach eingehender Prüfung wurde ein GdB von 60-70 anerkannt, damit galt ich als schwerbehindert. Nach einem Verschlechterungsantrag und der Unterstützung des PH-Vereins, wurde der Grad auf 75 hochgestuft, mit dem Merkzeichen „G". Nachdem ich später Erkundigungen einholte, erfuhr ich, dass andere Patienten mit WHO-Funktionsklasse III noch höher eingestuft wurden.

Nach weiteren Verschlechterungsanträgen wurde 2010 der GdB erst auf 80 und schließlich auf 100 hochgestuft, mit den Merkzeichen „G", „AG" und „B". Seit einigen Jahren habe ich nun den unbefristeten Schwerbehindertenausweis.

Auch nach der Diagnose traten unterschiedliche Erkrankungen auf. Ende 2004 kämpfte ich im „Erholungsurlaub" mit Magenkrämpfen und Übelkeit und wir dachten, die geben sich schon. Leider verschlimmerten sich diese so, dass ich durch eine Ärztin vor Ort, die einen Ultraschall machte, in die Notaufnahme des Krankenhauses überwiesen wurde. Hier stellten die Ärzte eine entzündete Gallenblase fest, die entfernt werden musste, da auch schon Gallensteine in Richtung Leber wanderten. Gallenkoliken verursachten also meine Magenkrämpfe. Mein durch das Marcumar zu hoher INR wurde für die OP durch die Gabe von Vitamin K gesenkt, so dass die Not-OP durchgeführt werden konnte. Vorher forderten die Ärzte noch den Arztbericht aus Gießen an, den ich natürlich nicht dabei hatte, um entsprechend handeln zu können. Ich wurde noch mit einem Antibiotikum behandelt.

Nach der Intensivstation und einer weiteren Woche im Krankenhaus konnte ich nach Hause. Schonung war angesagt. Mir war trotz Informationen zur IPAH nicht wirklich klar wie wichtig diese war und sein sollte. Auch den Austausch mit anderen Betroffenen konnte ich da noch nicht so wahrnehmen. Ich kämpfte mit organischen und neurologischen Einschränkungen, die weitere Behandlungen erforderlich machten. Auch Atemwegsinfekte und einige der Allergien (manche bildeten sich zurück) begleiteten mich weiter.

In 2006 wurde die Therapie der IPAH neben dem Wirkstoff Ambrisentan (10 mg tgl.) um das inhalative Iloprost (6-9 Inhalationen tgl.) und 2007 um das Sildenafil, zuerst 3 x 20 mg tgl. und später 3 x 40 mg tgl. erweitert. Es ging mir in diesen Jahren gar nicht so gut, da der Organismus sich auf die Nebenwirkungen und Wechselwirkungen einstellen musste.

Wir waren in beiden Jahren auch mit den Renovierungsarbeiten in unserer Etagenwohnung in Beschlag genommen. Meine Mutter musste öfter, u. a. auch mit Mitralklappeninsuffizienz, Linksherz-PH und zur Legung von Bypässen ins Krankenhaus und mein Vater verstarb plötzlich. Das Leben sollte ja weiter gehen, aber mir wurde das zu viel. Da zeigte sich wieder, wie sich körperliche und psychische Herausforderungen / Einschränkungen auf die PH und umgekehrt auswirken können. Mein Leben ging weiter.

2009 verstarb meine Mutter nach Wochen auf der Intensivstation an Organversagen. Im selben Jahr wurde ich, nach den erforderlichen Voruntersuchungen und Impfungen, schließlich auf die Warteliste zur Lungentransplantation gesetzt.

2010 erhielt ich dann, nach einem selbst ertasteten schmerzhaften Knoten in der Brust, einer durchgeführten Mammographie, Ultraschall und Biopsie sowie einem später durchgeführten MRT die Diagnose hormonabhängiges Mammakarzinom. Wir diskutierten mit den zuständigen Ärzten, ob man den Brustkrebs bestrahlt, doch dies hätte meine Lungenfunktion und die IPAH verschlechtern können. Daher entschieden wir uns zur operativen Brustabnahme, da einer der Knoten ziemlich nah an der Brustwand lag. Die Operation wurde 2011 in der Frauenklinik des Uniklinikums durchgeführt, in Zusammenarbeit mit der Krankenhausstation, die für meinen Lungenhochdruck zuständig war.

Zur onkologischen Nachbehandlung wurde ich mit dem Wirkstoff Tamoxifen (antitumoraler Wirkstoff aus der Gruppe der Antiöstrogene) über fünf Jahre therapiert (besser wären 10 Jahre, bei mir deshalb nicht, da dann eventuell andere Erkrankungen dazu hätten kommen können). Ich entwickelte eine hypochrome Anämie, die mit einem Depot-Eisen(II)-sulfat behandelt wurde.

Nicht lange nach der OP stand wieder ein stationärer Rechtsherzkatheter im PH-Zentrum an, für die Studie mit dem Wirkstoff Imatinib bzw. eines Placebos. Dieser Wirkstoff, der aber noch nicht zur Behandlung des Lungenhochdruckes zugelassen war, sollte - vereinfacht ausgedrückt - die Gewebswucherungen der Blutgefäßwände hemmen. Diese Studie wurde deshalb wichtig, da ich wegen des Mammakarzinoms und der Tamoxifentherapie auf der Transplantationsliste als nicht transplantierbar (NT) eingestuft wurde. Das Thema Transplantation war nun erst einmal für fünf Jahre „vom Tisch".

Ich dachte gar nicht daran, dass nun alle Voruntersuchungen, zur Aufnahme auf die Transplantationswarteliste umsonst waren. Es geschah gleichzeitig zu viel. Ich sagte später zu mir: „Das sollte alles so sein." Das sagte ich immer öfter zu mir, in Situationen, die ich nicht kontrollieren konnte. Dies machte es mir endlich einfacher, die Erkrankungen, Einschränkungen und Situationen besser akzeptieren zu können. Nun legten wir unsere Hoffnungen auf dieses neue Studienmedikament.

Der Rechtsherzkatheter dazu verlief diesmal nicht komplikationslos. Ungefähr eine Woche später überwies mich meine Hausärztin vorsichtshalber und in Kenntnis meiner gerade überstandenen Brust

OP ins Krankenhaus, da mich starke Schwindelanfälle und andere Symptome plagten. Dort wurde teilweise durch einen Ultraschall festgestellt, dass der Katheter einen, von außen nicht sichtbaren, Bluterguss nach innen verursacht hatte. Es folgte noch eine CT-Untersuchung, um andere Ursachen auszuschließen. Dieser Erguss sollte dann durch die Erhöhung des Wirkstoffes Phenprocoumon (Marcumar) aufgelöst werden, da er auf die Hauptvene des Halses drückte, welche die Funktion hat, sauerstoffarmes Blut aufzunehmen und zum rechten Vorhof des Herzens weiterzuleiten. Das Herz wiederum sollte das Blut anschließend in den kleinen Blutkreislauf pumpen, also den Lungenkreislauf. Vorher nimmt diese Halsvene mehrere Zuflüsse auf. Zu den wichtigsten gehören die feinen Einmündungen aus dem Kopfbereich, die Blut aus dem Gehirn ableiten, das u. a. dem zentralen Nervensystem zur Versorgung dient. Dies war wie eine Katze, die sich selbst in den Schwanz beißt. Ein Kreislauf der wiederum organische und neurologische Auswirkungen nach sich zog.

Auf Grund meines Gesundheitszustandes musste ich wieder anderthalb Wochen im Krankenhaus verweilen. Die Rehamaßnahme zur weiteren Nachbehandlung nach meiner Brust-OP verzögerte sich somit. In der Reha und danach benutzte ich einen Rollator, den meine Hausärztin mir verordnete und den mir meine Krankenkasse anstandslos genehmigte. Danach kaufte ich mir im Sanitätshaus einen leichteren Rollator, da das Standardmodell für mich zu schwer war und ich dieses somit zurückgeben konnte. Auch passte mein mobiles Sauerstoffgerät gut in den Rollator und dieser bot mir die Möglichkeit mich auszuruhen, wenn die Anstrengungen zu groß wurden. Ich war im Nachhinein erleichtert, dass ich nur einen Ohnmachtsanfall (Synkope), auf Grund meines Gesundheitszustandes hatte.

Die psychotherapeutische Betreuung (Verhaltenstherapie), die ich danach wahrnehmen musste, war mir im Umgang mit meinen Erkrankungen und den damit verbundenen Einschränkungen eine weitere Stütze. Die PMR (progressive Muskelentspannung) half mir nicht wirklich, dafür eine reine Muskelentspannung einzelner Körperbereiche. Auch die Zwerchfellatmung (beim Einatmen bis 3 zählen und beim Ausatmen bis 5 zählen) lässt heute meine Atmung ruhiger und den Stress weniger werden.

Meine Mobilität war weiterhin gesichert, und ich konnte die nun verordnete wöchentliche Lymphdrainage (bei PH diese Behandlung bitte vorher unbedingt mit den PH-Ärzten absprechen, da diese Auswirkungen auf das Herz- Kreislaufsystem haben kann) bzw. Krankengymnastik bewältigen. Den Lungensport, zu dem ich auch einmal die Woche ging, musste ich später aufgeben, da es mir einfach zu viel wurde. Es kamen ja auch noch die Termine für die Studie zum Imatinib dazu, an der ich teilnahm. Da wurden auch die 6-Minuten-Gehtests, Lungenfunktionsprüfungen mit BGA und Diffusionsmessungen, Blutentnahmen, Herzultraschall und EKG durchgeführt (mitunter auch ein Rechtsherzkatheter). Auch musste ich unter der Tamoxifen- u Sildenafiltherapie weitere regelmäßige Kontrolltermine bei anderen Ärzten, wie z. B. beim Augenarzt wahrnehmen. Es hätte hier zu Problemen mit den Augen kommen können. Ich musste unter anderem auch jährlich zur Mammografie (auf Grund meiner familiären Vorbelastung) und halbjährlich die Nachsorgeuntersuchungen bei meiner Frauenärztin wahrnehmen. Das Risiko, durch die Behandlung mit Tamoxifen, an Gebärmutterkrebs zu erkranken, wäre zwar geringer, als der Nutzen den die Patientinnen aus dieser Behandlung zögen, hätte aber doch möglich sein können (darauf wies mich auch meine Frauenärztin hin). Eine Mitbetroffene erkrankte zudem an Gebärmutterkrebs nach der Behandlung mit Tamoxifen. Bei mir ging alles gut unter dieser Behandlung.

Unter der medikamentösen 4fach-Therapie (der Blutverdünner musste zwischenzeitlich abgesetzt werden, wegen der gleichzeitigen Einnahme mit Imatinib) des Lungenhochdruckes erholte sich die Herzleistung, der pulmonale Gefäßwiderstand (PVR) nahm ab und ich verbesserte mich im 6-Minuten-Gehtest. Der BNP sank auch. Ich musste (und muss) auch jahrelang einen Protonenpumpenhemmer einnehmen, wegen der Übelkeit durch die vielen Medikamente und dem Reflux, der sich auch durch meine axiale Hiatushernie (Zwerchfellbruch) entwickelte, die durch eine Magenspiegelung erkannt wurden. (Mir half hier später, als Magen u. Speiseröhrenschutz, die Einnahme von Olivenöl, ein Tee- bis Esslöffel voll, vor einer Mahlzeit.)

Dafür machten sich vermehrt die Neben- und Wechselwirkungen bemerkbar. Die Wechselwirkungen einiger Medikamente riefen allergieähnliche Symptome hervor, die durch die Einnahme von Allergietabletten gemildert wurden. Mir ging es schlechter, u. a. mit vermehrten Kälteschauern (frieren), Muskel-, Sehnen-, Knochen- und Nervenschmerzen, auch war die ständige Müdigkeit (auch Fatigue genannt, ein Erschöpfungssymptom, dass verschiedene chronische Erkrankungen begleiten kann) meine „Begleiterin". Nach dem Inhalieren bekam ich einen trockenen Husten, wurde sehr unruhig, war überhaupt sehr anfällig für Atemwegsinfekte und musste mit Antibiotika behandelt werden. Die verstopfte Nase behandelte ich mit Nasensalz-spülungen, und die trockenen Atemwege mit Inhalationen von Salzlö-sung, mit Hilfe eines Verneblers. Ich litt unter Vergesslichkeit, Ver-wirrtheit, Schreib- oder Verständnisstörungen. Ich dachte da zuerst auch an neurologische Symptome (auch Überanstrengungen mit Hy-perventilation können sich wie Panikattacken anfühlen), dem war nicht so.

Bei den ambulanten Untersuchungen im PH-Zentrum wurde eine Verschlechterung einiger Werte festgestellt. Erst nachdem ich die täglichen 6-9 Inhalationen mit Iloprost reduzieren konnte, ging es mir etwas besser. Die Wechselwirkungen und biochemischen Prozesse dauerten aber noch an.

In 2013 konnte nach Absprache mit den Ärzten des PH- Zen-trums, das Iloprost abgesetzt werden.

Nach dem eingelegten Einspruch und der anschließenden Begut-achtung durch den medizinischen Dienst (MDK) konnte ich 2014 wieder an einer REHA an der Ostsee teilnehmen. Dadurch lernte ich weitere Übungen, um meinen Gesundheitszustand stabil zu halten und mit den unterschiedlichen Einschränkungen besser zurecht zu kommen.

In 2016 konnte dann das Sildenafil ebenfalls ausgeschlichen und abgesetzt werden. Ich wurde weiter mit Ambrisentan und Imatinib 400 mg täglich „Off-Label" (= Verordnung eines Fertigarzneimittels außerhalb des durch die Arzneimittelbehörden zugelassenen Ge-brauchs). behandelt. Die Sauerstoffzufuhr konnte schließlich von 4-5 Litern auf unter 3 Liter/min. nächtlich und bei Belastung reduziert werden. Vor diesen Reduzierungen der Medikamente wurden natür-lich die erforderlichen Kontrolluntersuchungen, wie Rechtsherzkathe-ter, Herzultraschall, Gehtest, Lungenfunktionstests (mit unterschiedli-chen Einstellungen der Literzahl der Sauerstoffzufuhr) durchgeführt.

Ich war weiter stabil in der WHO-Funktionsklasse III. Die ande-ren ergänzenden Medikamente musste ich weiter einnehmen. Dazu gehörten auch Nahrungsergänzungsmittel, wie Kalium, Calcium, Ma-gnesium, Vitamin B12 (beim Bluttest wurde bei mir auch ein Mangel dieses Vitamins festgestellt), die mir zum Teil durch das PH-Zentrum verordnet wurden. Ein Vitamin B12 Mangel könnte unter anderem durch die längere Einnahme eines Protonenpumpenhemmers entstehen, dieser könnte dann die Aufnahme und Verwertung des Vitamins verhindern. Ein Vitamin-B12-Mangel könnte unter Umständen wiederum auch die Ursache für eine Depression und andere Symptome sein.

Nach einer erneuten Darmspiegelung (seit der Diagnose kam bei einer der durchgeführten Darmspiegelungen bereits eine Dünndarmentzündung hinzu) wurde noch eine Sigmoiditis, eine entzündliche Erkrankung des letzten Teiles des Dickdarms (die s-förmig gewundene Sigmaschlinge), festgestellt. Diese Entzündung konnte ich nun durch die Einnahme von Flohsamenschalen behandeln. Hier zeigt sich wieder, alles kann mit allem zusammenhängen.

Weiterhin wurde bei mir nach Jahren eine Gen-Untersuchung des Blutes durchgeführt, um abzuklären ob eine Genmutation als Ursache für meine IPAH in Frage käme. Das Ergebnis war eine Mutation / Gendefekt des BMPR2-Genes. Dieses Gen sollte das Zellwachstum regulieren, und wäre mit zuständig für die Signalübertragung in den glatten Muskelzellen, welche die Wände der Lungengefäße bilden würden. Der Humangenetiker erklärte mir, dass ich auf Grund meiner Familienvorgeschichte nun eine HPAH (Hereditäre PAH), die familiäre/erbliche PAH hätte. In solchen Fällen ist es wichtig, die direkten Familienmitglieder über diese Genmutation zu informieren, damit diese sich auch darauf testen lassen. Weitere Untersuchungen könnten dann erforderlich werden. Hierbei kann auch eine Generation übersprungen werden.

Es kam bei mir auch der weiße Hautkrebs an zwei Körperstellen hinzu, der beim Hautarzt ambulant entfernt wurde. Dieser ist die ungefährlichere Variante, erfordert aber regelmäßige Kontrolluntersuchungen beim Hautarzt und evtl. Verhaltensänderungen beim Aufenthalt in der direkten Sonne (bei Behandlung mit einigen Medikamenten wäre dies ebenfalls ratsam).

Mit meinen Medikamenten bin ich vorerst noch stabil eingestellt und kann auch bedingt am sozialen Leben teilnehmen. Das hat mir auch wieder einen psychischen Auftrieb gegeben. Es sind bei mir auch noch nicht alle Therapieoptionen ausgeschöpft. Das Tragen von Unterschenkel-Kompressionsstrümpfen ist seit Jahren eine große Erleichterung (auch andere Hilfsmittel sind eine große Unterstützung).

Für mich ist es auch ganz wichtig mich abzugrenzen, so dass ich auch „Nein" sage, weil es mich gerade überfordert. Das musste ich erst lernen. Das Singen in der Frauengruppe tut mir gut, so wie ich kann. Ich pflege soziale Kontakte in unserer Gemeinde, so wie ich kann. Ich sehe mir im Wetterbericht (bzw. im Internet) auch an, wie hoch die Temperaturen und die Luftfeuchtigkeit sein werden. Dann schaue ich, wie es mir gerade geht, so kann ich besser abschätzen, was ich an dem Tag schaffen könnte. (Die Wetterfühligkeit macht sich da auch bemerkbar.) Der Hitzesommer 2018 machte mir sehr zu schaffen, da ging nicht viel. 2019 verstarb meine Schwiegermutter, nach langen Jahren der Erkrankungen COPD mit Lungenemphysem und Alzheimer-Demenz.

Die nun 2 ½ Jahre andauernde Corona-Pandemie war sehr herausfordernd für mich. Ich war plötzlich getrennt vom sozialen Leben. Ich konnte leider auch nicht mehr aktiv im Forum des Selbsthilfevereins und auf Facebook aktiv sein.

In 2021 wurde ich drei Mal mit dem SARS-CoV2 mRNA-Impfstoff von der Firma Biontech geimpft. Im Februar 2022 bekam ich dann die vierte Impfung mit dem Impfstoff von Moderna. Nach dieser Impfung dauerten die Schmerzen im Oberarm länger. Nach allen Impfungen litt ich kurzzeitig an Kreislaufproblemen.

Im April 2022 erkrankte ich doch noch an COVID-19, nachdem sich vorher ein Familienmitglied mit dem Virus ansteckte. Bei mir waren für ca. drei Wochen die oberen Atemwege betroffen, allerdings hatte ich kein Fieber. Danach kämpfte ich mit Schwindelgefühlen und einem ca. zwei Tage andauernden Hörverlust auf einem Ohr, der sich mit einem Völlegefühl und Pfeifen im Ohr ankündigte. Weiterhin besteht noch die andauernde Müdigkeit.

Ich verlor liebe Menschen, Betroffene und Mitstreiter. In diesem Jahr werde ich 58 Jahre jung und lebe weiter mit Lungenhochdruck.

Jemand, der gerade erst die Diagnose oder eine Verdachtsdiagnose erhalten hat, sollte als Erstes ein gutes PH-Zentrum aufsuchen. Als Patient sollte man aktiv sein, sich informieren und lernen die Diagnose / Krankheit zu akzeptieren, auch wenn es anfangs schwer fällt. Das erleichtert vieles. Auch die Familienmitglieder, Freunde, sollten einbezogen werden, wenn dies möglich ist. Einige Menschen könnten sich auch von euch zurückziehen. Nicht alles glauben was im Internet steht, da dies auch veraltet sein kann. Besser wären da PH-Selbsthilfegruppen und deren Internetseiten. Man sollte die Ärzte über alles informieren, über Symptome und was man körperlich wahrnimmt, da alles wichtig sein kann.

Hier schrieb ich über meinen Weg, meine Behandlungstherapien und meine Strategien diese zu bewältigen. Diese können bei den unterschiedlichen Arten von Lungenhochdruck und anderen Erkrankungen bei anderen Betroffenen ganz anders sein. Es tut sich stets eine Menge in der Forschung, es werden auch weiter Probanden für diese gesucht. Die Teilnahme an Studien sah ich als Chance, nicht nur für mich, sondern auch für andere Betroffene, die später, nach Zulassung eines neuen Lungenhochdruckmedikamentes, davon profitieren könnten.

Es wird immer Lungenhochdruck-Medikamente geben, die den Gesundheitszustand stabil halten können. Ich lebe auch schon lange mit den Gasaustauschstörungen und kann noch mobil sein, wenn auch eingeschränkt. Ich bin zwar chronisch krank, aber ich versuche den Begriff „unheilbar" zu vermeiden. Ich formuliere dann: „ich lebe mit PH". Ich schaue, was noch geht und vermeide, daran zu denken was nicht mehr geht. Der Austausch mit anderen Betroffenen, auch in den PH-Zentren, war und ist mir sehr wichtig, so lernte ich auch dazu. Ich machte einen Großteil meiner Erfahrungen jenseits vom Internet. Später versuchte ich, meine Erkenntnisse und Erfahrungen im Internet an andere Betroffene weiterzugeben, und weiter zu lernen. Ich hoffe immer noch für alle Betroffenen mit den unterschiedlichen Arten von Lungenhochdruck, dass es irgendwann Heilung geben wird.

Auch sollte man sich im späteren Verlauf nicht scheuen psychologische Hilfe in Anspruch zu nehmen, wenn es nötig wird. Mir hat das sehr geholfen. Jeder reagiert da anders. Es gibt immer Rückschläge, doch man sollte immer wieder aufstehen das Beste aus der Situation machen und die Herausforderungen annehmen. Nie die Hoffnung aufgeben, Hobbies und soziale Kontakte pflegen und im Hier und Jetzt leben. Ich versuche immer wieder, meine positive Einstellung zu behalten, denn Verbitterung ist der falsche Weg.

Mir halfen und helfen ganz besonders mein Glaube, die Hoffnung und die Liebe. Man schenkte mir Booklets über Zuversicht und Hoffnung. Selbsthilfebücher, auch psychologische, waren mir eine Stütze. Ich hatte Menschen an meiner Seite, die mir halfen, die täglich neuen Herausforderungen anzunehmen und zu bewältigen. Die Mitgliedschaft in Selbsthilfegruppen half mir sehr, und auch der Kontakt zu Betroffenen. Atemtherapie, Krankengymnastik, Reha-Maßnahmen und Lungensport stärkten mich. Durch das Malen konnte ich meine Gefühle ausdrücken. Mein Kanarienvogel macht mir viel Freude, er stibitzt auch gerne etwas vom Essensteller. Der Aufenthalt im Wald oder im Grünen senkt meinen Stresslevel. Viel Ruhe, Lesen, Musik hören, die Freude an kleinen Dingen, sind mir wichtig und tun mir gut. Ich setze mir auch Ziele und versuche die Dinge Schritt für Schritt zu erledigen. Dabei konzentriere ich mich zuerst auf das Wichtigste. Mein Motto ist: „Auch die Langsamsten kommen an ihr Ziel."

Allen Betroffenen die diese Diagnose bekommen haben kann ich nur empfehlen sich klar zu machen wie wichtig positive Gedanken sind. Akzeptanz ist hier ein großer Faktor, auch das Annehmen der unterschiedlichsten Emotionen die man da durchlebt. Es bringt nichts Gefühle wie Hilflosigkeit, sich nicht verstanden fühlen, sich allein fühlen, Wut, Ohnmacht, Enttäuschung, Traurigkeit, Verzweiflung und Ängste nicht zuzulassen oder diese wegzudrücken. Dadurch wird es nicht einfacher. Diese Gefühle wird es immer wieder geben. An uns liegt es wie wir damit umgehen und diese verarbeiten können. Unsere Sensibilität kann zu unserer Stärke werden.

Bleibt euch treu und geht alles selbstbestimmt an. Geht euren Weg, zusammen mit lieben Menschen. Redet miteinander und auch mit euren Ärzten. Hinterfragt Unverständliches. Hört auf die Signale eures Körpers und auf eure Gefühle, sprecht diese auch an. Glaubt an euch und an eure mentalen und physischen Kräfte. Tut Dinge, die euch gut tun. Redet miteinander, wenn es euch gut tut - gerade wenn es euch körperlich und gefühlsmäßig nicht gut geht - oder schreibt ganz allein für euch eure Gefühle, eure seelischen Schmerzen und Gedanken auf. Gebt euch nicht auf und gebt niemals auf. Macht weiter, trotz chronischer Erkrankungen, auch wenn alles noch so aussichtslos, mühsam oder hoffnungslos erscheint. Sucht nach Lösungswegen, es gibt immer eine Lösung. Verzweifelt nicht an den Unwägbarkeiten des Lebens oder an der Ignoranz der Menschen und Institutionen. Kämpft für eure Rechte, mit Unterstützung, die ihr euch sucht. Gemeinsam sind wir stark.

Was nicht gut für euch und euer Befinden sein könnte: Redet euch keine Schuldgefühle ein und lasst euch keine Schuldgefühle einreden, wenn ihr nicht mehr so „funktionieren" könnt, wie ihr das von euch erwartet, oder wie es andere von euch erwarten. Setzt euch nicht unter Druck, auch zeitlich, gerade wenn es schwer wird für euch, und versucht euch nicht unter Druck setzen zu lassen. Ich weiß, das könnte schwer werden, gerade wenn ihr noch im Berufsleben steht, oder Kinder/Eltern versorgen müsst. Redet euch in bestimmten Situationen nicht ein, etwas nicht schaffen zu können und lasst euch dieses nicht einreden. Fügt euch selbst keine seelischen Schmerzen zu. Fühlt und denkt nicht, dass ihr gefangen in eurem Körper oder Gefangener eures Körpers, seid. Positive wie negative Gedanken/Gefühle beeinflussen die Psyche und den Organismus, da beides zusammenhängt.

Mir war es ein großes Bedürfnis und Anliegen meine Erfahrungen, auch auf diesem Wege, an Betroffene weiterzugeben und den Lungenhochdruck verständlicher und bekannter zu machen.

Ich habe in meinem Leben viel Glück gehabt
- Helgas Geschichte

Ende 1979 wurde bei mir in einem Krankenhaus in Dresden eine schwere idiopathische pulmonale Hypertonie festgestellt. Zu diesem Zeitpunkt konnte ich nur noch zwei Treppenstufen ohne Pause hochsteigen. Ich war damals 23 Jahre alt, verheiratet und hatte einen 1 ½ jährigen Sohn. Kurz nach der Geburt meines Sohnes im Januar 1978 begann starke Atemnot beim Treppensteigen. Den Haushalt und die Betreuung unseres Kindes musste mein Mann größtenteils neben seinem Beruf bewältigen. Einige Male musste ich mir anhören, dass ich keine Kondition habe und nur mehr trainieren müsse. Auch wenn ich sehr gesund und sportlich aussah, ging es mir gar nicht gut. Die Beschwerden nahmen zu, doch diese wurden zunächst vom Hausarzt nicht ernst genommen.

Dann traf ich endlich eine Ärztin, die meine Symptome ernst nahm und mich gründlich untersuchte. Die Röntgenuntersuchung und das EGK brachten keine guten Resultate. Mein rechtes Herz war sehr vergrößert. Ich ging im September 1979 in die Klinik. Die Ärzte im Krankenhaus in Leipzig fanden dann die Ursache beim RHK relativ schnell, auch dank einer Ärztin, die sich schon damals mit PH beschäftigte. Heute braucht es in einigen Fällen immer noch Jahre bis zur Diagnose, trotz modernster Diagnoseverfahren. Eine Ursache für die Druckerhöhung wurde bei mir nie gefunden.

Kurz vor der Diagnose war ich gerade mit dem Lehrerstudium fertig geworden. Eine Welt brach für mich zusammen. Es war ein Schock für mich und meine Familie. Damals war die Prognose generell ungünstig, da es kaum Behandlungsmöglichkeiten gab. Ich hatte Angst, das mein Kind ohne mich aufwachsen würde. Von den Ärzten bekam ich nur den Hinweis, mich gut zu schonen. Meine Lebensplanung sah ganz anders aus.

Ich hatte großes Glück, dass mir die Kalziumantagonisten geholfen haben, die ja leider nur bei ca. 5 bis 10 Prozent der PAH-Patienten helfen. So hatte ich eine gute Chance, wie ich heute weiß. Meine Familie hat mich sehr unterstützt, doch ich konnte meinen Beruf leider nur kurze Zeit ausüben. Dann habe ich auf Anraten der Ärzte die EU-Rente beantragt. Dies war gar nicht so einfach, da ich ja nur kurze Zeit gearbeitet habe. Ich musste Widerspruch einlegen, da mir nicht alle Zeiten anerkannt worden. Viele Betroffene haben dieses Problem. Als junge Betroffene, die noch keinen Anspruch auf Rente hatte und nicht arbeiten konnte, stand ich vor dem Problem, wie soll ich mein Leben finanzieren? Das Problem haben alle, die es schon in jungen Jahren trifft.

Ab 1983 nahm ich daher eine geringfügige Beschäftigung bei einer Versicherung auf, was mein Selbstwertgefühl stärkte. Ich konnte mir die Zeit selbst einteilen und arbeiten, sowie es meine Gesundheit zuließ. Sieben Jahre konnte ich diese Tätigkeit ausüben, die mir Freude machte.

Viele Jahre habe ich sehr unter meiner Unfähigkeit gelitten, nichts leisten zu können. Ich hätte mir gewünscht, da bessere Unterstützung zu bekommen, auch in Form einer geeigneten Therapie. Viele Betroffene haben psychische Probleme. Spezielle Studien über PH sprechen sogar von ca. 40 Prozent. Ich habe nie eine entsprechende Therapie gemacht, war nur ein paar Mal auf REHA, wo ich körperlich fitter gemacht wurde und lernte nicht über meine Grenzen zu gehen. Es gibt auch eine spezielle REHA in der Klinik Königsstuhl in Heidelberg für PAH, die gerade zu Beginn nach der Diagnose sehr hilft, die Leistungsfähigkeit zu erhalten und die Lebensqualität zu erhöhen. In Studien wurde die Wirksamkeit dieser speziellen REHA belegt. Ich sehe ja heute noch sportlich aus, doch vieles geht halt nicht mehr. Man sieht die Krankheit eben nicht von außen an und da muss man sich schon einiges anhören von Menschen, die das eben nicht nachvollziehen können.

Ich nahm dann auch den Blutgerinnungshemmer Phenprocoumon wegen des Zustands meines Herzens. Dafür habe ich von meinem Arzt ein Messgerät verschrieben bekommen. Eine große Erleichterung ist es, dass ich meinen INR Wert nun selbst bestimmen kann. Dies ist vor allem auf Reisen ein großer Vorteil, da dort der Wert meist beträchtlich schwankt. Meine Krankenkasse hat dieses Gerät und einen Kurs dazu bewilligt. Ich brauche noch keine Sauerstoff-Langzeit-Therapie, doch viele Betroffene brauchen Sauerstoff und die dazu gehörigen Geräte, auch im mobilen Bereich. Bei anderen Betroffenen sehe ich, dass es oft ein Kampf ist, bis das bewilligt wird.

Einen Schwerbehindertenausweis habe ich damals auf Rat der Ärzte auch beantragt. Ich war zum Amtsarzt eingeladen worden. Dieser hat mir gleich als er mich sah erklärt, dass ich gesund sei, mir dann aber nach kurzer Untersuchung doch 50 Prozent Behinderung zugestanden. Nach einem Widerspruch wurden mir 70 Prozent und das Merkzeichen G anerkannt. Nach meinen Erfahrungen rate ich allen PH-Patienten, dass sie nie selbst zum Versorgungsamt hingehen sollten, sondern ausführliche Arztberichte einsenden. Sehr von Vorteil ist es, wenn von ärztlicher Seite entsprechende ausführlich Atteste und Formulierungen zur Verfügung stehen. Doch die Anerkennung der Behinderung ist immer noch ein Problem und wird sehr unterschiedlich gehandhabt. Oft muss Widerspruch eingelegt werden. Unterdessen ist die PAH immerhin im Gutachterhandbuch namentlich aufgeführt. Das Merkmal aG ist für die meisten Betroffenen sehr wichtig, damit sie noch selbst Wege mit dem Auto erledigen können und nicht weit laufen müssen.

1996 brachte mir mein Kardiologe vom Kardiologenkongress einen Flyer vom ph e.V. mit und meinte: „Dies ist etwas für Sie!" Ich nahm Kontakt mit dem Verein auf, der gerade erst gegründet worden war. Seitdem bin ich Mitglied. Ich bekam dort Hilfe und viel Unterstützung. Erst als ich Leute traf, die dieselbe Krankheit wie ich hatten, mich ohne Worte verstanden, ging es mir auch psychisch besser. Dies hat mir wirklich sehr geholfen und ich habe mich schon bald selbst dort engagiert und anderen geholfen. Das war eine erfüllende und sinnvolle Aufgabe. Viel besser, als daheim zu sitzen und zu stricken und häkeln, was ich auch gern tat.

2009, nach 30 Jahren, wirkten die Kalziumantagonisten nicht mehr gut. Es war ein riesiges Glück, dass sie mir so lange geholfen hatten. Doch nun musste ich andere Medikamente nehmen. Ich nahm an einer Medikamenten-Studie teil, die sehr vielversprechend war. Der neue Wirkstoff Riociguat half mir sehr und ich hatte wieder eine bessere Belastbarkeit, was meine Lebensqualität sehr verbessert hat. Unterdessen ist das Medikament schon lange auf dem Markt und ich nehme es nun schon über 10 Jahre, mit gutem Erfolg.

Ich habe in meinem Leben viel Glück gehabt. Glück, dass ich mit dieser Krankheit auch noch heute leben kann. Durch die Hilfe guter Ärzte, moderner Medizin und sehr guter Medikamente, von denen es ja unterdessen eine ganze Reihe gibt, die für PAH zugelassen sind. Natürlich hat mir auch meine positive Einstellung geholfen und dass ich mir immer eine Aufgabe gesucht habe. Es gab und gibt auch immer mal wieder depressive Phasen, in den mir alles noch schwerer fällt. Doch diese gehen vorbei.

Ich wünsche mir, dass alle Ärzte besonders behutsam und aufmerksam mit Ihren Patienten umgehen. diese bei ihren Belangen verstehen und unterstützen und dabei immer auch einen Blick auf PAH haben.

Mein größter Wunsch ist es aber, dass ein Medikament für die Heilung von PH gefunden wird!

Ich wachse an meinen Krankheiten
- Rogers Geschichte

Anfang 2019 habe ich mit 54 die Diagnose schwere idiopathische pulmonal-arterielle Hypertonie erhalten. Der obere im Ultraschall gemessene Druck in der Lunge (systolischer PAP) lag zu diesem Zeitpunkt bei knapp 90 mmHg. Normalerweise liegt dieser Wert im Ruhezustand unter 20 mmHg.

Wie ich mit der Diagnose umgegangen bin und wie sie sich als zu überwindende Hürde in mein Leben einfügt, lässt sich wohl nur nachvollziehen, wenn man meine Krankheitsgeschichte im Ganzen kennt. Daher will ich hier etwas weiter ausholen und meine eigenen krankheitsbedingten Lebenshürden darstellen, die mich geprägt haben und befähigt, auch die große Herausforderung IPAH zu meistern. Ich nehme die Hürden zunehmend sportlich und erkenne wie sehr ich daran wachse.

33 Jahre war ich im öffentlichen Dienst bei einer größeren Körperschaft beschäftigt. Dann wurde ich Ende 2015 mit gerade mal 51 in den vorzeitigen Ruhestand geschickt. Diagnose „schwere Burnoutdepression mit körperlicher Manifestation, Phobien. Therapieresistent mit schlechter Prognose". Ich konnte schon zwei Jahre vorher nicht mehr als fünf Stunden schlafen, war nur noch müde, erschöpft, hatte Panikattacken, Schwindelattacken und konnte mich nicht mehr auf meine Arbeit konzentrieren. Ich starrte oft stundenlang wie hypnotisiert auf meinen Computermonitor und kam den kreisenden Gedanken nicht mehr aus. Zudem hatte ich jeden Tag starke Magenschmerzen. Das merkte niemand, da ich mich immer zusammengerissen habe. Meine Arbeit erledigte ich mit einer immensen Kraftanstrengung weiter ohne jede Beanstandung.

Im Februar 2015 bekam ich im Büro meines Vorgesetzten einen Nervenzusammenbruch. Es war eine belastende Besprechung, in der mir mitgeteilt wurde, dass meine bislang eigenständige Tätigkeit als Berater und Dozent nun täglich in allen Einzelheiten kontrolliert und bewertet werden solle. Es wurde verlangt dass jeder eingehende und von mir eigenständig bearbeiteter Vorgang in Kopie vorgelegt sowie jedes Gespräch mit Inhalt und Dauer aufgezeichnet und dokumentiert wird, was bei meiner Vertrauensstellung dem Datenschutz widersprach und vom Betriebsrat auch mit Entsetzen quittiert wurde. Doch die Rechtsabteilung bestätigte die Rechtmäßigkeit der Anordnung. Mein unmittelbarer Vorgesetzter wisse nach Jahren immer noch nicht, was überhaupt Inhalt meiner Tätigkeit sei, obwohl es nie Grund für Beanstandungen gab. Der Schikane vorausgegangen waren zwei zunächst erfolgreiche Konkurrentenklagen gegen das Unterliegen in manipulierten Bewerberauswahlverfahren, die von Kandidat:innen gewonnen wurde, die entweder weniger qualifiziert waren oder formell gar nicht die Voraussetzungen erfüllten. Ich wollte nach zehn Jahren auch einmal befördert werden, wie alle meine Kollegen, die mit mir angefangen hatten und in der Zeit schon zweimal befördert worden waren. Es wurde mir gesagt, dass das nur auf einer anderen Stelle möglich sei, auf die ich mich intern bewerben müsse. Mein Dienstherr/Arbeitgeber hatte in einem Fall gegen das Urteil Berufung eingelegt und im anderen Fall das Urteil einfach nicht beachtet und die Stelle trotz einstweiliger Verfügung besetzt. Ich reichte detaillierte Verbesserungsvorschläge zur Reform des Bewerberauswahlverfahrens ein, in dem ich die Grundlage für solche Manipulationen sah. Die wurden natürlich abgelehnt. So fühlte ich mich wie Don Quichotte der gegen die Windmühlen des öffentlichen Dienstes kämpft. Doch ich hatte keine Kraft mehr dazu. Dann musste ich in der Pfändungsabteilung eine Drittschuldnersachbearbeiterin in ihrem Urlaub vertreten und sollte Vorgänge mit sehr hohem persönlichen Haftungsrisiko trotz fehlender Einarbeitung alleinverantwortlich bearbeiten. Das löste schließlich einen Nervenzusammenbruch aus.

Auf den Rat des von einer besorgten Kollegin eingeschalteten betriebsinternen psychologischen Dienstes hin begab ich mich am nächsten Tag erst zu meiner Hausärztin und anschließend als Notfall zu einem Neurologen in seine psychiatrische Behandlung. Dort wurde ich sofort krankgeschrieben monatsweise für insgesamt über ein halbes Jahr.

Ich kehrte nie wieder an meinen Arbeitsplatz zurück, da mein Zustand dies laut mehrerer ärztlicher Gutachten nicht mehr zuließ. Neben einer Psychotherapie bekam ich Psychopharmaka, die ich nicht vertrug. Ich hatte absolut keine Kraft mehr und war völlig am Ende. Die Hürde eine angemessene Anerkennung und Gleichbehandlung durch meine Vorgesetzten zu erreichen, erschien mir damals als unüberwindbar. Ich fühlte mich ausgebremst, blockiert, schikaniert und mir blieb einfach buchstäblich die Luft weg. Im Nachhinein waren die körperlichen Symptome mit meiner Erschöpfung sowie dem Zusammenbruch schon damals sicherlich auch auf einen bereits beginnenden Lungenhochdruck zurückzuführen. Ich schob es rein auf die Psyche sowie die Belastung durch die schwere Erkrankung meiner Mutter, die ich betreute und einige Zeit pflegte.

Bis zu dem auslösenden Ereignis ging es mir körperlich relativ gut, obwohl ich schon mit leichten Einschränkungen leben musste. So war ich bereits mit Anfang 30 in einer gastroenterologischen Praxis zur Magenspiegelung gewesen und wurde damals zunächst aufgrund meines ständigen Sodbrennens und der Magenschmerzen mit „Reflux-Ösophagitis" diagnostiziert. Die erste Fehldiagnose in meinem Leben, da der Reflux, also das Aufsteigen von Magensäure in die Speiseröhre, nur eine Folge einer schwerwiegenderen Erkrankung war, die meine Beschwerden verursachte. In der Klinik erhielt ich später die richtige Diagnose „Achalasie", eine seltene und nicht heilbare Verengung des unteren Speiseröhrenschließmuskels, die nur 10 von 100.000 Deutschen haben. Wer das Gefühl hat, es bleibt alles vor dem Magen stecken und wer dann noch ständig abnimmt, sollte auch an diese Krankheit denken, die noch sehr unbekannt ist. Zwei Ballon-Erweiterungen des Mageneingangs durch eine Endoskopie im Abstand von zwei Jahren brachten damals einen weitgehend stabilen Zustand. Ich war froh, dass die Ärzte mir helfen konnten und lasse seitdem alle zwei Jahre die auf Ballongröße erweiterte Speiseröhre untersuchen, um Tumore, die sich bei dieser Erkrankung gehäufter bilden können, rechtzeitig erkennen zu können. Dabei lasse ich auch gleich Divertikel im Darm bei einer Darmspiegelung entfernen, bevor diese entarten können. Ich kann nur jedem empfehlen, die wichtige Darmkrebs-Vorsorgeuntersuchung alle paar Jahre durchführen zu lassen. Man bekommt durch die Kurzzeitnarkose nichts von der Untersuchung mit - auch nicht wenn Divertikel entfernt werden - und kann anschließend beruhigt aus der Praxis wieder nach Hause gehen. Die erste krankheitsbedingte Hürde hatte ich also mit Anfang 30 erfolgreich gemeistert, doch es sollten noch einige weitere Hürden auf mich warten.

Meine Leistungsfähigkeit war 2017 nach zwei Jahren im Ruhestand noch sehr eingeschränkt und ich war so erschöpft, dass eine Rückkehr ins Arbeitsleben - auch wenn ich nicht pensioniert worden wäre - völlig undenkbar war. Mein Neurologe veranlasste einige Untersuchungen, um sicherzustellen, dass es neben der psychischen Ursache nicht auch eine körperliche gab. Schließlich hatte ich immer wieder Schmerzen im Rücken, die sich ins rechte Bein zogen. So wurde bei einer Magnetresonanztomografie ein seltenes Neurinom, ein über fünf Zentimeter großer gutartiger Nervenscheidetumor an meiner Lendenwirbelsäule entdeckt. Der Radiologe meinte man solle den wegen des darin eingeschlossenen Nervs schwer operablen Tumor alle halbe Jahre kontrollieren. Er meinte er kenne das nur aus dem Hirn und in der Größe sowie an dieser Stelle habe er so etwas noch nie gesehen. Doch so ein Neurinom würde eh nur langsam wachsen. Das war leider nicht so, wie die Kontrolle ein halbes Jahr später ergab. Der Tumor war um einen Zentimeter gewachsen und verdrängte hühnereigroß immer mehr Gewebe und Nerven. Schmerzen und Missempfindungen im rechten Bein waren die Folge. Also wartete die zweite Hürde auf mich. Eine OP war nicht möglich, ohne Nervenschäden zu verursachen. Doch 20 Bestrahlungen waren Anfang 2018 schließlich insoweit erfolgreich, als sie das weitere Wachsen und die Zerstörung des Nervs erstmal stoppen konnten. Die Beschwerden im Bein sind seitdem auch fast verschwunden und ich war wiederum froh, dass es nicht Bösartiges war und ich mich keiner Chemotherapie oder OP unterziehen musste, die eine Lähmung im Bein zur Folge hätte haben können. Diese Lebenshürde hatte ich also mit meinem Vertrauen in die Ärzte ebenso gut gemeistert. Bei solchen seltenen Krankheiten ist es wichtig, die besten Ärzte vor Ort zu haben. Wenn man in einer abgelegenen Region wohnt, hat man natürlich hier noch größere Hürden zu überwinden.

Einmal jährlich muss seitdem im MRT kontrolliert werden, ob der Tumor nicht doch wieder gewachsen ist. Neurinome verschwinden nämlich nach der Bestrahlung nicht, sondern sie vernarben nur. Radiologen wollen meistens ein Kontrastmittel spritzen. Da ich damals nicht um die potenziellen Gefahren wusste, ließ ich dies jedes Mal zu. Unmittelbar nach der vierten Gabe des MRT-Kontrastmittels Gadolinium innerhalb eines Jahres bekam ich eine schmerzhafte Neuropathie, also Dauerschmerzen im Bein, die von dem betroffenen Nerv ausgingen. Dazu kamen Sehstörungen und weitere unangenehme Erscheinungen, die in der Literatur auf eine seltene Gadoliniumvergiftung zurückgeführt werden. Ein Teil dieses Schwermetalls hatte sich offenbar in meinem Körpergewebe eingelagert und verursachte dort die Beschwerden. Doch es gelang mir durch eine Ausleitungstherapie - u. a. mit Chlorella-Algen – auch hier die Beschwerden in drei Monaten weitgehend loszuwerden. Ein weiterer Erfolg für meine Gesundheit, da ich trotz allem nie aufhörte positiv zu denken. Dies gelang mir, weil sich die somatisierte Depression entgegen der Prognose des Neurologen zunehmend zurückzog oder zumindest pausierte. Panikattacken hatte ich auch kaum noch, da die Belastungen durch den Beruf und den verbesserten Zustand meiner Mutter wegfielen. Suizid war auch in den tiefsten Tälern der Krankheit, die ich durchschritt, für mich nie eine Lösung. Von dem offensichtlich bereits unbemerkt und noch weitgehend symptomlos fortschreitenden Lungenhochdruck ahnte ich zu dem Zeitpunkt noch nichts. Ich hatte ja auch genügend andere Baustellen.

Okay, sagte ich mir, das verschwommene Sehen, das unmittelbar nach der vierten Gadoliniuminjektion begonnen hatte und sich nach Monaten nicht besserte, war nun offensichtlich die vierte Hürde in meinem Lebensweg, die ich trotz der noch behandelten Depression ebenso meistern würde. Davon war ich fest überzeugt, auch wenn mich diese Sehbehinderung schon sehr nervte, da ich morgens nur mühsam lesen konnte, bis Lidrandreinigung und Augentropfen eine leichte Besserung brachten. Von drei konsultierten Augenärzten erkannte erst keiner die Ursache und ich bekam nur Tränenersatztropfen verschrieben.

Nachdem diese Beschwerden nicht besser wurden und ich an manchen Tagen gar nichts mehr lesen konnte, ging ich in die Augenklinik, wo ich nach einigen Wochen Wartezeit bereits einen Termin in der Spezialambulanz für trockene Augen bekommen hatte. Dort wurde endlich von der Professorin die richtige Diagnose gestellt: Eine „Map-Dot-Fingerprint-Hornhautdystrophie" mit einer Dysfunktion der Maibomschen Drüsen an Ober- und Unterlid, die das Sehen langsam deutlich verschlechtert, was aber u. a. durch teure Lasertherapie zumindest vorübergehend gebessert werden könne. Diese Hornhauterosion nebst Liddrüsenstörung sei unheilbar, führe jedoch nicht zur Erblindung, teilte mir die Frau Professor mit. Super, dachte ich mir, ich hatte wieder viel Glück, dass ich nicht noch mit Blindheit rechnen musste, denn das hätte ich wohl nicht mehr ertragen können. Ich sah mich wieder darin bestätigt, nicht nur auf eine einzelne ärztliche Meinung zu vertrauen, sondern immer Zweit- oder Drittmeinungen einzuholen, da man einfach mit Fehldiagnosen rechnen muss. Ärzte sind auch nur Menschen, die mal Fehler machen können. So dankte ich meinem Schicksal und tropfte Ciclosporin A, das eigentlich als Immunsuppressivum die Abstoßung von transplantierten Organen verhindert, jeden Abend in meine Augen. Nach über einem Jahr täglicher Anwendung war der Zustand nun einigermaßen stabilisiert, zumal ich noch Tabletten mit dem Wirkstoff Delphinidin nehme, die hervorragend wirken. Dafür bin ich dankbar.

Die Depression mit der Angststörung hatte ich nun mit relativ wenigen Tabletten ohne Nebenwirkungen einigermaßen im Griff, doch die Erschöpfung mit Kurzatmigkeit und massive Konzentrationsstörungen ließen mich leider weiterhin nur das Leben eines gefühlt Achtzigjährigen führen. Meine Sportgeräte verstaubten im Keller und gebuchte Fitnesskurse musste ich absagen.

Eigentlich hatte ich geplant 2019 wieder richtig fit zu werden, nachdem ich während den Jahren meiner Krankheiten fast keinen Sport gemacht und schließlich vierzehn Kilos an Gewicht zugelegt hatte. Meine Müdigkeit und die geringe Leistungsfähigkeit schob ich immer auf diese offensichtlichen Faktoren. Ich probierte EMS-Training und Vibrationstraining zum Muskelaufbau. Dann walkte ich langsam, da mir sonst wieder die Luft wegblieb. Dass organisch doch etwas nicht stimmen könnte, kam mir nie in den Sinn. Schließlich kam ich immer schneller außer Atem, hauptsächlich beim Treppensteigen, und ich verspürte dann auch einen leichten Druck auf der Brust. Die fünfte Hürde baute sich vor meinem Körper förmlich auf und sie schien viel höher zu sein, als alle Hürden vorher.

Bereits Anfang 2017 war ich schon einmal bei einem Lungenfacharzt gewesen, der sämtliche Lungenfunktionsprüfungen machte und mir ein Gerät für die Nacht mitgab, das die Atemtätigkeit aufzeichnete. Das sogenannte kleine Schlaflabor zeigte dann häufige Atemaussetzer und der Verdacht auf eine obstruktive Schlafapnoe wurde gestellt. Das unterdurchschnittliche Ergebnis des Lungentests schob der Facharzt überwiegend auf meine Angststörungen und die Depression. Das schien mir damals auch plausibel. Es sei momentan nichts veranlasst und irgendwann solle ich halt mal in sein Schlaflabor kommen. Ich schob das weg. Viel später erfuhr ich, dass Schlafapnoe zu PAH führen kann.

Einige Monate später, also noch vor den Bestrahlungen meines Tumors, sah ein Internist bei der routinemäßigen Ultraschalluntersuchung des Herzens einen zu hohen Druck auf der Pulmonalarterie. Er lag bei 39 mmHg systolisch. Nachdem ich seine Frage nach einer eventuell festgestellten Lungenembolie verneint hatte, riet er mir, es einfach in ein paar Monaten wieder kontrollieren zu lassen. Diese Kontrolle ließ ich zwei Monate später in einer sehr renommierten

Praxis für Kardiologie durchführen. Das Ergebnis war das Gleiche. Der systolische PAP lag immer noch bei ca. 40 mmHg und zusätzlich wurde eine geringgradige Trikuspidal- und Mitralklappeninsuffizienz in meinem Herz diagnostiziert. Die Herzklappen waren also nicht ganz dicht. Ich sei halt nach allen Seiten offen, meinte ich da noch scherzhaft. Die Ärztin sagte abschließend, sie lege sich fest, dass ich keine pulmonale Hypertonie habe. Das Herz sei nicht vergrößert und ich sei ja ansonsten kerngesund. Ich hatte bereits darüber recherchiert und was ich im Internet las, beunruhigte mich. Meinen Einwand, ob man es nicht noch durch eine Rechts-Herzkatheteruntersuchung absichern solle, lehnte sie als unbegründet ab. Der Ultraschallbefund sei nunmal ungenau und bisher habe die invasive Untersuchung per Rechtsherzkatheter bei ihren Patienten noch nie einen solchen Verdacht bestätigt. Ich sei unnötigerweise beunruhigt und das liege wohl an meiner psychischen Situation.

Natürlich war ich erstmal froh, dass sich die Diagnose vermeintlich nicht bestätigt hatte. Ich wollte der Ärztin Glauben schenken, da ich ihr vertraute. Subjektiv ging es mir sogar besser und ich bekam wieder mehr Luft. Es war wohl doch die Psyche, dachte ich mir. Die Bestrahlung des Tumors in meinem Rücken war ja zu der Zeit erstmal meine wichtigste Baustelle. Aufgrund der Schwäche und der Missempfindungen im Bein war an Sport gar nicht zu denken und meine zunehmende Erschöpfung sowie die nach Monaten wieder zunehmende Kurzatmigkeit schob ich nun auf die Nachwirkungen der Bestrahlungen. Den heißen Sommer 2018 verbrachte ich mit Kreislaufstörungen überwiegend im Zimmer oder auf meinem Balkon. Alle Freunde, Verwandte und Bekannte, denen ich von meiner Erschöpfung und Kurzatmigkeit berichtete, meinten, wenn ich mich dann erstmal wieder mehr bewegen würde und an Gewicht abnähme, würden sich diese Probleme alle wieder geben. Ich dachte das auch.

Im Oktober 2018 rannte ich eine Treppe hoch, um eine S-Bahn noch zu erwischen. Oben angekommen, wurden mir die Knie weich und ich brach fast zusammen. Ich meinte keine Luft mehr zu bekommen und brauchte zehn Minuten, mich davon wieder einigermaßen zu erholen. Das machte mir Angst. Ich sah eine Hürde vor mir, die ich vielleicht nicht mehr so leicht überwinden könnte. So vereinbarte ich einen erneuten Termin bei meiner Kardiologin. Das Ergebnis der Herzultraschalls war, dass der systolische Druck in der Lunge nun von 39 mmHg schon auf 60 mmHg gestiegen war. Doch mein Herz sei ja nach wie vor in Ordnung und daher könne es ganz sicher keine pulmonale Hypertonie sein, meinte die Kardiologin erneut lapidar. Ich wollte ihr diesmal keinen Glauben mehr schenken und war höchst beunruhigt.

Da ich wegen der Herzinfarkte meiner Mutter Mitglied der Deutschen Herzstiftung war, holte ich per Mail in der dortigen Mitgliedersprechstunde eine Zweitmeinung ein. Ein Kardiologe aus Hamburg riet mir bei diesem Befund ganz dringend zur Abklärung mittels Rechts-Herzkatheteruntersuchung. Als ich meine Kardiologin damit konfrontierte, antwortete sie unwirsch, dieser Kollege habe mich ja nicht gesehen und sie bleibe bei ihrer Meinung. Ich solle mich nicht mit „Dr. Google oder Yahoo" beschäftigen. Ich wies sie darauf hin, dass das ja damit nichts zu tun habe und ich halt einfach Gewissheit haben wolle, schließlich sei meine Kurzatmigkeit immer noch da. Daraufhin sagte sie, wenn ich so viel Angst habe, müsse ich halt in die Klinik in das Zentrum für pulmonale Hypertonie gehen und dort eine Rechtsherzkatheteruntersuchung machen lassen. Doch sie könne sich einfach nicht vorstellen, dass es das sei. Die für diesen Termin eigentlich bei ihr vorgesehene und vereinbarte Blutabnahme zur Bestimmung des Cholesterins sowie des NT-pro-BNP - eines Markers für Herzschwäche - lehnte sie plötzlich ab und meinte, das könne ich dann ja alles im PH-Zentrum machen lassen. Sie warf mich förmlich aus ihrer Praxis, da ich ihre Meinung in Zweifel gezogen hatte. Das fand ich sehr schade und ich dachte an all die Fehldiagnosen, die ich bereits erhalten hatte. Sie hatte sicher nach bestem Wissen gehandelt, da sie sich vermeintlich nur an den Leitlinien orientiert hatte, und ich mache ihr auch keinen Vorwurf. Ich hätte selbst früher handeln müssen und eine Zweitmeinung einholen.

Der rasche Anstieg des Drucks in meiner Lunge machte mir Sorge und ich telefonierte mit einem Freund aus meiner Schulzeit, um Zuspruch zu erhalten. Leider war das Gegenteil der Fall. Er zeigte eine äußerst ablehnende Haltung allen Schulmedizinern gegenüber und riet mir vehement davon ab in die Klinik zu gehen, denn dann sei ich verloren, ich könne doch nicht so dumm sein und den Ärzten vertrauen. Er halte mich im Übrigen mit meinem „Gejammere" für einen Hypochonder. Es könne schließlich gar nicht sein, dass man mehrere so seltene Krankheiten habe. Ich solle einfach abnehmen und Sport machen, dann werde die Kurzatmigkeit schon wieder weg gehen. Dann fuhr er mit seinen Verschwörungstheorien zu der Ärzteschaft und der „Pharmamafia" fort. Ich hatte mich einem Freund anvertraut und fühlte mich nun vor den Kopf gestoßen. Als ich ihn später darauf

hinwies, dass ich seine Meinung und überhaupt Verschwörungstheorien nicht teile und ich mich durch seine Ablehnung verletzt gefühlt
habe, meinte er, ich könne mich ja wieder melden, wenn ich „wieder
normal ticke". Das fand ich sehr schade und ich entschied mich
schließlich dazu den Kontakt abzubrechen. Zum Glück habe ich noch
Freunde, die für mich Verständnis zeigen. Doch es bewahrheitet sich
immer wieder, dass ein guter Freund nur ein Freund ist, wenn er einem auch in der Not beisteht. So haben sich einige Kameraden nicht
mehr gemeldet, nachdem sie von meiner Krankheit erfuhren. Ich denke das liegt auch daran, dass viele Menschen nicht mit Krankheit
konfrontiert werden wollen, nicht mal mit der eigenen. Ich konnte
nach einiger Zeit dafür Verständnis aufbringen und trage niemand
mehr etwas nach. Das Leben ist zu einfach zu kurz, es mit Wut, Frust
und Enttäuschung zu verbringen. Mittlerweile ist es mir auch leidlich
egal, was andere über mich denken. Man sieht mir die Krankheit
nicht an und Ignoranten sowie Neider gibt es halt nun einmal. Wenn
zu mir jemand sagt, mir gehe es doch gut, ich müsse schließlich nicht
mehr arbeiten und bekäme trotzdem jeden Monat mein Geld, dann
sage ich zu ihm oder ihr, dass wir gern tauschen können. Ich würde
dann für ihn oder sie zur Arbeit gehen und er oder sie dafür mit meinen Krankheiten und den Folgen leben. Daraufhin kommt dann meist
nichts mehr.

Einen Monat nach der letzten Fehldiagnose der Kardiologin wurde in der auf PH spezialisierten Klinik beim Herz-Ultraschall erst ein
extrem hoher Druck mit einem sysPAP von 90 mmHg und einige
Tage später bei der Rechts-Herzkatheteruntersuchung ein mittlerer
pulmonal-arterieller Druck von immerhin 60 mmHg festgestellt. Also
eine eklatante Steigerung in kurzer Zeit. Die Testung mit Iloprost ergab allerdings gleichzeitig, dass ich Vasoresponder bin, da der Druck
nach der Inhalation auf 30 mmHg sank. Damit zähle ich zu den nur
ca. zehn Prozent der Betroffenen, bei denen ein simpler Kalziumantagonist, der in der Therapie von hohem Blutdruck Anwendung findet,
den Druck idealerweise auf Normalwerte senken kann. Der Professor
bezeichnete mich als „vierblättriges Kleeblatt". Natürlich war ich
sehr froh darüber, zumal ich durch meine vorherigen Internetrecher-
chen bereits mit dem Schlimmsten gerechnet hatte. Die Hürde schien
für mich nun überwindbar. Ich habe damit eine realistische Überlebenschance, auch langfristig, wenn ich zu den ca. fünf bis sieben Prozent der IPAH-Patienten gehöre, die für immer Vasoresponder bleiben. Bei mir ist also erstmal lediglich ein Kalziumkanalblocker, wie
zunächst Amlodipin und nun Lercanidipin, in hoher Dosierung in der

Lage und erforderlich, mein Leben zu retten. Das sagte nicht mein Professor, das sagte nicht die Medizin, das sagte auch nicht die Pharmaindustrie, der ich auch nicht zu hundert Prozent vertraue. Nein, das sagten mir die Berichte der Betroffenen. Gerade bei seltenen Krankheiten ist es ja so, dass die Pharmaindustrie gar kein Interesse daran hat, Studien zu finanzieren, weil sie damit nichts verdient. Und Amlodipin gibt es seit Jahrzehnten gegen hohen Blutdruck, da fallen die paar Betroffenen, die das wegen ihrer PH nehmen, gar nicht ins Gewicht.

Monate später schrieb ich der Kardiologin, dass ich leider zwei Jahre an Behandlungszeit durch ihre falsche Einschätzung verloren habe und ich sie bitte im Interesse anderer Betroffener künftig etwas mehr Sorgfalt walten zu lassen. Sie antwortete, dass es ihr zwar in meinem Fall leid tue, doch im Nachhinein sehe ja alles anders aus. Sie bleibe aber dabei, ihre Patienten nicht einem invasiven Verfahren, wie einem Rechts-Herzkatheter auszusetzen, wenn das Herz in Ordnung sei. Da wusste ich, dass ich mich fortan für die Aufklärung einsetzen muss, damit zumindest das Bewusstsein in der Bevölkerung für die möglichen ernsten Ursachen einer Atemnot steigt, wenn schon nicht bei den Fachärzten.

Was bei mir Angst erzeugte und mir in den ersten zwei Wochen nach der Diagnosestellung extremen Bluthochdruck mit heftigem Herzrasen, Schwindel sowie Schweißausbrüche durch die wiederkehrenden Panikattacken beschert hatte, war die Ungewissheit, was auf mich zukommt, was das für ein Prozess ist und wie er voranschreitet. Dem kann ich persönlich nur durch Wissen beikommen, also durch intensivste Recherchen. Das Recherchieren im Internet kann ich trotzdem nicht allgemein empfehlen, da man sich dabei leicht verrückt machen kann, wenn man nicht die richtigen Quellen findet und sich mit Recherche nicht so gut auskennt. Es gibt auch viele veraltete und falsche Informationen im Netz. Studien richtig zu lesen und einordnen zu können, gelingt nur mit einiger Erfahrung und der Fähigkeit Informationen richtig gewichten und verknüpfen zu können. Mir war und ist es wichtig, alles über diese Krankheit zu wissen, alle Studien, Forschungsberichte und Erfahrungen Betroffener zu studieren. Aber da ist jeder anders gestrickt. Am Wichtigsten ist das Vertrauen zu einem guten Arzt. Besagte Kardiologin hielt mir übrigens einmal vor, dass meine Beschäftigung mit dem medizinischen Fachgebiet der Kardiologie und das daraus erworbene Wissen mein Hobby seien. Sie wollte sich damit von mir als Laie abgrenzen. Doch es ist beileibe kein Hobby, sondern lebenswichtige Notwendigkeit erst für meine Mutter und nun für mich selbst.

Ich suche auch ab und zu eine Heilpraktikerin auf und bin auch offen für energetische Heilverfahren. Doch bei allem Skeptizismus oder aller Affinität zu spirituellen Heilmethoden, die man oft findet, ist die wissenschaftsbasierte Medizin immer die Basis, da nur sie durch Studien belegbare Erfolge vorweisen kann.

Mein Ziel war und ist freilich die Heilung ohne die Pharmazie, weil die chemischen Keulen nur eine suboptimale Lösung und eben eine palliative Therapie sind. So recherchiere ich unentwegt nach Naturheilstoffen und las dabei, dass ein Schlüssel möglicherweise in dem Wirkstoff Fucoidan aus simplen Braunalgen zu finden ist. Es wird auch schon daran geforscht, zumal Braunalgen zu den potentesten entzündungshemmenden Pflanzen gehören, aus denen u. a. Mittel gegen Alzheimer entwickelt werden. Nun konnte und wollte ich nicht noch Jahre warten, bis daraus vielleicht mal ein standardisiertes Medikament für PAH-Betroffene entwickelt wird. Braunalgen sind Nahrungsergänzung, an sich so gesund wie halt Algen gesund sein können und die gibt es schon lange. Also habe ich mir Braunalgenkapseln mit hohem Anteil an Fucoidan bestellt, die ich jeden Tag einnehme, die allerdings nicht die hohe Konzentration aus den erfolgreichen Studien im Tiermodell aufweisen können. Auch dies kann und will ich nicht einfach empfehlen. Es muss jeder selbst entscheiden und mit dem Arzt sprechen. Ich nehme ganz bewusst ergänzend noch spezielle Vitamin-, Mineral- und Aminosäurenpräparate, die ich nicht in der Qualität und Konzentration mit der Nahrung aufnehmen kann. Beispielsweise ist das Co-Enzym Q 10 wichtig für viele Stoffwechselprozesse und verhindert u. a. die oft fatalen Nebenwirkungen von Medikamenten, die das Cholesterin und damit gleichzeitig den Q 10-Spiegel senken. Das körpereigene Q 10 ist wichtig für die Knochen und Muskeln, es steuert die Aufnahme von Vitamin D. Doch es wird einfach im Alter nicht mehr in erforderlicher Dosierung gebildet und ich habe mich der Meinung einiger Studien angeschlossen, dass eine Nahrungsergänzung damit und mit anderen Stoffen für mich mit meiner Erkrankung Sinn macht. Man kann vorher den Spiegel der Vitamine, Mineralien und Hormone im Blut bestimmen lassen. Mein Vitamin-D-Spiegel lag weit unter dem Normalwert, so dass ich ein D3-Präparat nehme, um auf einen gesunden Spiegel zu kommen. Auch mein DHEA-Spiegel, ein Hormon, das im Tierversuch die PH rückgängig machen konnte, lag unter dem Normwert, so dass ich es unter der Kontrolle eines Professors für Endokrinologie einnahm. Natürlich alles neben dem Kalziumantagonisten, den ich in hoher Konzentration nehme. So geht es mir aktuell viel besser, was die Kurzatmigkeit betrifft. Niemals darf man allerdings Stoffe zu sich nehmen, ohne dies vorher mit seinem Arzt besprochen zu haben und ohne dass entweder ein Mangel daran festgestellt wurde oder zumindest ein positiver Effekt ohne Nebenwirkung oder Wechselwirkung einwandfrei belegt ist. Der von meinem Professor verordneten Dosiserhöhung des Amlodipins von 20 mg auf 30 mg täglich war ich auch in Kürze nachgekommen. Leider vertrug ich diese hohe Dosis nicht so gut. Es fror mich ständig, ich hatte große Mengen an Wasser in den Beinen und einen ständigen Juckreiz. Zudem musste ich des Nächtens ständig auf die Toilette und wachte öfters mit Herzrasen und Schwindel auf.

Ich hatte durch Nahrungsmittelumstellung in vier Wochen bereits vier Kilos abgenommen und kontrollierte nun Puls, Blutdruck und Sauerstoffsättigung, machte Atemübungen und ein spezielles Lungen-Fitnesstraining nach einem Buch, das ich mir darüber besorgt hatte. Mein Ziel war und ist es, nicht nur einen Stillstand des Fortschreitens der Krankheit mit sämtlichen (Neben)wirkungen der Medikamente zu erreichen, sondern langfristig einen Rückbau der Veränderungen in der Lunge und eine permanente Stabilisierung des Stoffwechsels, also eine Heilung. Daran glaube ich ganz fest und ich sehe immer wieder meine Kindheits-Vision des „Phönix aus der Asche" vor meinen Augen.

Die Psyche ist bei solchen Erkrankungen immanent wichtig und ich habe die Herausforderung angenommen. Meine Depression habe soweit im Griff, dass ich auf geringerem Level meine täglichen Verrichtungen schaffe, ohne als alleine lebender Single gänzlich in einen verwahrlosten Messie-Zustand abzugleiten. Natürlich habe ich immer noch nur maximal dreißig Prozent meiner Kraft zur Verfügung und oft auch weniger, was nicht ausreicht einer Erwerbstätigkeit nachzugehen, zumal ich auch in meiner Konzentrationsfähigkeit immer noch stark eingeschränkt bin. Bei jeder Tätigkeit muss ich oft Pausen einlegen und ich schlafe dann auch oft einfach ein.

Drei Monate nach Beginn der Therapie ergab die erneute Untersuchung mit dem Rechts-Herzkatheter schon eine Halbierung des mPAP auf 30 mmHg. Auch alle anderen Werte hatten sich verbessert. Ich schlug wegen den Problemen mit dem Amlodipin einen Wechsel auf Lercanidipin vor, einen anderen Kalziumantagonisten, der weniger unerwünschte Wirkungen zeigen solle. Schließlich stimmte mein Professor dem Wechsel zu. Tatsächlich vertrug ich diesen Wirkstoff weitaus besser, die Ödeme gingen zurück, der Juckreiz verschwand und auch das lästige Frieren trat nicht mehr auf. Lediglich der Ruhepuls stieg durch das Medikament auf über 80 Schläge die Minute. Das bekam ich mit einem niedrigst dosierten Betablocker in den Griff. Nun ist der Durchschnittspuls bei unter 70 Schlägen die Minute.

Aktuell bin ich nach wie vor wenig belastbar, muss Anstrengungen vermeiden und bin nach zwei Stunden Arbeit erschöpft. Daher muss ich die Ruhephasen bewusst einplanen. Schwere Einkäufe kann ich nicht mehr tragen wegen der damit verbundenen Erhöhung des Druckes im Brustraum. Daher greife ich ab und zu auf Lieferdienste zurück oder fahre mit der Vespa oder dem E-Bike mit Anhänger zum Einkaufen. Als 2020 vermutlich durch eine fatale Nebenwirkung der Statine, die ich zur Cholesterinsenkung nehmen muss, meine Achillessehne riss, reduzierte ich diese auf die Minimaldosis und nahm drei andere Medikamente hinzu, die den LDL-Spiegel nun auf unter 70 senken.

Die Hauptsache bei all dem ist jedoch, dass sich seit dem Beginn der Behandlung meine Leistungsfähigkeit insgesamt wieder etwas gesteigert, sich die Kurzatmigkeit wesentlich verbessert hat und das Fortschreiten der Krankheit somit erstmal gestoppt bzw. verlangsamt werden konnte. Ich habe mir nun ein Laufband und einen kleinen Hometrainer sowie ein Trampolin für zuhause zugelegt, um nicht vollständig abzubauen. Dann habe ich mir ein Pulsmessgerät angeschafft, mit dem ich bis zu einem maximalen Puls von 135 Schlägen pro Minute trainieren kann. Dieser Wert ist oft schon nach fünf Minuten erreicht, so dass ich Pausen einlegen muss. Das lässt mich gut leben, zumal ich meine Ansprüche heruntergeschraubt habe. Ich bin auch offen gegenüber philosophischen und spirituellen Sichtweisen. So bin ich überzeugt, dass mir die Hürden vorgesetzt werden, damit ich daran wachse und meine Lebensmission leben kann. Diese ist es nun anderen zu helfen, die von dieser Krankheit betroffen sind.

Da die Sauerstoffsättigung in meinem Blut aufgrund einer nächtlichen Atemregulationsstörung, also einer leichten Schlafapnoe, auf unter 75 Prozent absinkt, atme ich über einen Sauerstoffkonzentrator etwa zwei Liter Sauerstoff pro Minute in der Nacht über eine Nasenbrille ein. Das tut mir gut, doch ein paar Nächte ohne diese Sauer-stoffzufuhr ist auch kein Problem. Auch moderate Bewegung im Wasser tut mir gut. Schwimmen ist bei fortgeschrittener PH oftmals nicht mehr möglich. Das muss individuell vom Arzt entschieden werden.

Wenn man eine Reihe solch seltener Erkrankungen hat, kann man schon mal leicht zum Hypochonder werden. Doch davon bin ich weit entfernt. Ich achte allerdings auf Signale meines Körpers stärker. So ertastete ich Mitte 2019 einen verdächtigen Knoten in der rechten Brust. Da ja auch Männer Brustkrebs bekommen können, ging ich damit zur Hausärztin, die mich gleich zur Mammographie schickte. Das Ergebnis war nicht eindeutig, auch vom Ultraschall nicht, so dass man eine Biopsie durchführte, also eine Gewebeprobe aus dem Knoten entnahm. Es hieß, dass das Ergebnis spätestens zwei Tage später da sei. Doch es dauerte eine Woche. Ich war natürlich wieder einmal in Sorge und saß wie auf Kohlen. Bereits bei dem atypischen Neurinom waren die Ärzte ja zunächst nicht sicher und hatten eine Biopsie veranlasst. Sollte hier wirklich noch eine weitere Hürde für mich auftauchen? Tatsächlich musste man zusätzliche aufwändige histologische Untersuchungen anstellen, um schließlich Entwarnung geben zu können. Es war nichts Bösartiges. Mir fiel ein Stein vom Herzen.

Bei der Dreimonatskontrolle im PH-Zentrum vom Januar 2020 war der sysPAP im Ultraschall bei nur noch 38 mmHg und im Gehtest schaffte ich immerhin 512 Meter in sechs Minuten locker ohne Atemnot. Ein erneuter Rechtsherzkatheter sei bis auf Weiteres nicht erforderlich, meinte mein Professor. Das lässt mich zuversichtlich sein, weiterhin ein Leben ohne wesentliche Einschränkungen führen zu können. Mittlerweile bin ich bei über 700 Meter angekommen ohne Atemnot.

Eine Hürde, die alle Menschen zu überwinden haben, war und ist die Corona-Pandemie. Ich habe mich vierfach impfen lassen und fühle mich seitdem sicherer. Im November 2020 steckte ich mich bei meiner an Gürtelrose erkrankten Mutter mit dem Varizella Zoster Virus an und bekam Windpocken. Leider ging diese Krankheit als Kind an mir vorbei und ich war nicht immun. Es war eine weitere Hürde in meinem Leben, die ich mit der richtigen Medikation überwand, nachdem die Krankheit nach einer Woche Fieber und Schmerzen ohne die bei erstmals infizierten Erwachsenen gefürchtete Hirnhautentzündung überstanden war. Auch gegen Gürtelrose kann man impfen.

Mein Hürdenlauf ist noch nicht beendet und ich hoffe immer noch auf eine Medaille in Form einer Gesundung, wenn ich nach einer letzten Hürde endlich ins Ziel komme. Im Mai 2021 bekam ich zwei Stents nach einem Herzinfarkt. Ich hatte mit Schulterschmerzen lediglich drei Wochen lang leichte Symptome, die nicht typisch waren und mein Arzt entdeckte den NSTEMI-Infarkt nur durch den Troponintest, der als Herzinfarkt-Marker die Diagnose sichert. EKG und Ultraschall waren unauffällig. Er wollte mich schon mit der Diagnose „Muskelverspannung" wieder nach Hause schicken, doch nach dem positiven Test ließ er mich mit dem Notarzt einliefern. In der Klinik war das Troponin schon zehnfach erhöht und ich bekam dann gleich die Stents in die LAD, also den Hauptstamm der Herzkranzgefäße. Ansonsten hätte ich das möglicherweise nicht überlebt. Der Infarkt hatte nichts mit meinen sonstigen Erkrankungen, schon gar nicht mit meiner IPAH zu tun. Auch nichts mit ungesunder Lebensweise oder der Coronaimpfung. Ich bin bin einfach familiär genetisch vorbelastet. Mit Glück übersprang ich auch diese Hürde letztlich ohne messbare Beeinträchtigung meiner Herzfunktion. Auch die bei meinem Krankenhausaufenthalt zufällig entdeckten kleinen Herde in der Lunge, den neu entdeckten Zwerchfellbruch und die stark vergrößerte nichtalkoholische Fettleber, die des Nächtens manchmal schmerzhaft in den Brustraum unter der rechten Rippe drückt, werde ich noch meistern. Hier probiere ich es mit Intervallfasten, zum Einen innerhalb von 24 Stunden nur an 10 Stunden essen und zum Anderen an zwei Tagen in der Woche nur maximal 600 Kilokalorien in Form von Eiweiß- und Proteinshakes. Um mindestens 20 Kilogramm möchte ich mich damit reduzieren. Nordic Walking und Radfahren werden meinen Zustand weiter verbessern. Ich habe akzeptiert, dass es im Leben immer Hürden gibt, die es zu überwinden gilt und ich weiß, dass ich jede Hürde meistern kann, da in uns Kräfte vorhanden sind, zu denen wir nur den Zugang finden müssen.

Anfang 2022 wurde ich mit Diabetes diagnostiziert, da mein Langzeitblutzucker (HbA1c) schon bei 9,5 % war. Dank des Wirkstoffes Semaglutid und Metformin konnte ich diesen Wert auf 5,3 % senken und 10 kg an Gewicht reduzieren. Ich hatte rechtzeitig die richtigen Maßnahmen ergriffen und bin seitdem kein Diabetiker mehr, komme allenfalls in den Prädiabetes, obwohl ich auch wieder Zucker und Kohlenhydrate zu mir nehme. Diabetes erhöht leider die Sterblichkeit in Verbindung mit PH und ist daher konsequent zu behandeln.

Für meinen Urlaub an der Ostsee hatte ich mir im Sommer 22 einen E-Sooter zugelegt, um mobiler zu sein. Leider hatte ich damit am vierten Urlaubstag einen schweren Unfall und zertrümmerte meinen rechten Ellenbogen auf dem Asphalt. Drei Operationen hatte ich bislang wegen Verknöcherung des operierten Gelenks und meine Beweglichkeit wird für immer etwas eingeschränkt bleiben. Auch damit habe ich mich abgefunden und diese schwere Hürde wird gemeistert, auch nach der nächsten OP im Herbst 23, bei der das Metall entfernt wird. Einmal mehr aufstehen als stürzen ist meine Lebensmaxime. Und nicht über den Sinn solcher Schicksalsschläge nachdenken.

Eine Erkrankung mit dem Corona-Virus sowie eine Influenza ist zum Glück bislang an mir vorübergegangen dank vier Impfungen und dem ständigen Tragen der FFP2-Maske in der Pandemiezeit.

Falls die Kalziumantagonisten eines Tages nicht mehr wirken sollten, stehen mir mittlerweile eine Reihe anderer Optionen zur Verfügung und diese verbessern sich von Jahr zu Jahr. So bin ich sehr zuversichtlich, meinen Zustand stabil halten zu können und vielleicht sogar noch eine Heilung im Sinne eines dauerhaften Rückganges der Veränderungen zu erleben. Es tut sich in letzter Zeit viel in der Forschung und Medikamente, die bislang erfolgreich bei Krebs eingesetzt werden, könnten auch bei der PH bald Erfolg zeigen. Ich persönlich beschäftige mich auch mit Methoden zur Stärkung der Lungenfunktion, wie der Atemtherapie nach Buteyko, der reflektorischen Atemtherapie und den Arbeiten des Onkologen Oscar Carl Simonton, der zeigte, dass psychische Imagination vermutlich sogar Tumorzellen im Wachstum beeinflussen kann, zumindest aber eine psychische Kontrolle über die negativen Folgen einer Krankheit ermöglicht. Die noch jungen wissenschaftlichen Disziplinen Psychoonkologie und Psychoneuroimmunologie werden hier ganz sicher noch viel zum besseren Umgang nicht nur mit Krebs, sondern auch mit PH beitragen. Zu warnen ist vor den zahlreichen Scharlatanen, die mit immer neuen Methoden Heilung versprechen und damit den Leuten das Geld aus der Tasche ziehen. Meiner Meinung können die meisten der sogenannten spirituellen Methoden zumindest über einen Placebo-Effekt zwar irgendwo wirksam sein, wenn man daran glaubt, doch ob man sich dann der Philosophie bzw. des Glaubenssystems von beispielsweise REIKI oder Quantenheilung anschließt und dafür eine Menge Geld ausgibt, sollte sich jeder gründlich überlegen.

Krankheit ist für mich ganz persönlich ein Zustand, der den Zustand „Glücklich sein" nicht ausschließt. Vielmehr ist es ein temporärer oder permanenter Grundzustand, dem eine körperliche Dysfunktion zugrunde liegt. Störungen auf zellulären Ebenen liegen wiederum der jeweiligen Dysfunktion zugrunde und psychische Zustände spielen über das vegetative Nervensystem und speziell auch über den Nervus Vagus eine unterschätzte Rolle. Krankheit beeinträchtigt die genannten Grundzustände, kognitiven Prozesse und Aktivitäten zur Erreichung des Glückszustands in individuell unterschiedlichem Ausmaß, aber niemals vollständig. Falls es unser eigener Glaubenssatz ist, nicht glücklich sein zu können, verhindert dies als Paradigma unseren Glückszustand. Wenn wir Krankheit ausschließlich mit Gefühlen, wie Angst oder Hass sowie mit Reaktionen, wie Ablehnung oder Resignation, begegnen, nehmen wir uns die Chance trotz - oder vielmehr mit - Krankheit Glück empfinden zu können und das ganz ohne Drogen. Selbst wenn eine Krankheit 99 Prozent unseres Lebens einnimmt, bleibt immer noch ein Prozent übrig, für dass wir dankbar sein können, uns selbst lieben können, uns belohnen können sowie in Glauben bzw. Zuversicht geborgen positiv und lebensbejahend sein können.

Krankheit hat auch die Aufgabe uns auf das Wesentliche konzentrieren zu lassen, für das wir hier sind. In einer Welt voll Unwesentlichem, Destruktivem, Egoistischem, lehrt uns Krankheit sowohl Demut, als auch Bescheidenheit und stärkt mit dem Signal unserer Sterblichkeit das Bewusstsein für das Hier und Jetzt, in dem wir Glück ausschließlich empfinden können. Das Glück liegt nämlich weder in der Vergangenheit noch in der Zukunft. Wir waren vielleicht zufrieden und werden vielleicht zufrieden sein, doch glücklich sein können wir immer nur im Augenblick. Wenn wir Krankheit nicht erlauben Macht über unseren Geist und über unser Denken zu erlangen, haben wir die wichtigste Entscheidung für unser Glück bereits getroffen. Daran glaube ich ebenso, wie daran, dass auch die Krankheit in unserem Leben einen Sinn hat, denn nichts geschieht ohne einen Sinn. Doch diesen müssen wir nicht suchen, er offenbart sich von selbst und immer erst im Nachhinein. Ich wachse täglich an den Herausforderungen und auch an den Chancen, die die Krankheit bei mir persönlich mit sich bringt. Auch im Erkennen und Akzeptieren, dass vieles zwar nicht mehr möglich ist, sich aber andere Türen öffnen, liegt für mich Wachstum.

Bei allem positivem Denken ist es völlig normal und in Ordnung auch mal verzweifelt und am Boden zerstört zu sein, durch ein tiefes Tal der Tränen zu gehen. Ich war und bin auch öfters dort, doch mir hilft die ganz persönliche Vision des Phönix, der sich aus der Asche neu erschafft, bis jetzt immer wieder heraus. So kann jeder für sich persönlich etwas oder Jemanden finden, um aus diesem Zustand der Resignation wieder in die Aktion zu kommen. Das kann Religion sein, doch es bedarf dazu nicht irgendwelcher „Coaches", keiner Gurus, keiner obskuren Gemeinschaften und schon gar nicht irgendwelcher Sekten.

Ich kann also nur jedem, der neu diagnostiziert wurde, raten sich nicht aufzugeben und sich nicht von dem Wort „Unheilbar" den Mut nehmen zu lassen, denn Diabetes ist beispielsweise auch unheilbar, aber gut behandelbar. Trotz aller Hürden und Einschränkungen und trotz der tiefen Täler, die ich in der Depression durchschreiten musste, habe ich die Zuversicht und den Glauben nie aufgegeben. So sehe ich es als meine Aufgabe an, meine Erfahrungen und mein Wissen allen zugute kommen zu lassen, die ebenso vor einer großen Hürde stehen und nicht wissen, wie sie diese überwinden können. Diese Aufgabe gibt mir Kraft und der Dank derer, die ich unterstützen darf, bestärkt mich darin.